EL SIGLO DE LAS FIEBRES

CRÓNICA DEL USO

de los polvos de la condesa, también llamados corteza peruviana y quina, para la curación de las epidemias de fiebres tercianas o paludismo que asolaron la ciudad de CARTAGENA y otras villas y lugares

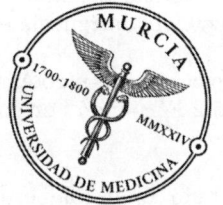

DEL ANTIGUO REINO DE MURCIA,

en el siglo de la ilustración (1700-1800)

Compuesta por su autor

DON JOSÉ SORIANO PALAO,

Nacido en la villa de Yecla, Médico por la Universidad Autónoma de Barcelona, Doctor en Medicina por la de Valencia y Licenciado en Historia por la de Murcia.

Con Privilegio
Ed. La Fea Burguesía de Murcia
Año de MMXXIV

La editorial es consciente de la necesidad
de los recursos naturales para consumir cultura
y de la colaboración en la conservación del medio ambiente.
Así pues, por la impresión de este libro,
ha plantado un almez (*Celtis australis*)
en el paraje de El Horno en Cieza (Murcia)

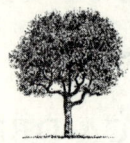

«El siglo de las fiebres»
© José Soriano Palao, 2024
© La Fea Burguesía Ediciones, 2024
Grupo Editorial Tres y Libros, SL
Murcia, España.
www.lafeaburguesia.es

Diseño cubierta: Intro Agencia
Maquetación: Fernando Fernández Villa

Esta edición ha contado con la colaboración del Centro de
Estudios Locales de Yecla y Norte de Murcia

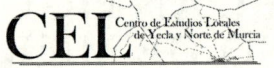

Primera edición: marzo de 2024

ISBN: 978 84 127605-7-6
Depósito legal: MU 230-2024

Printed in Spain - Impreso en España

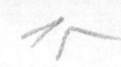

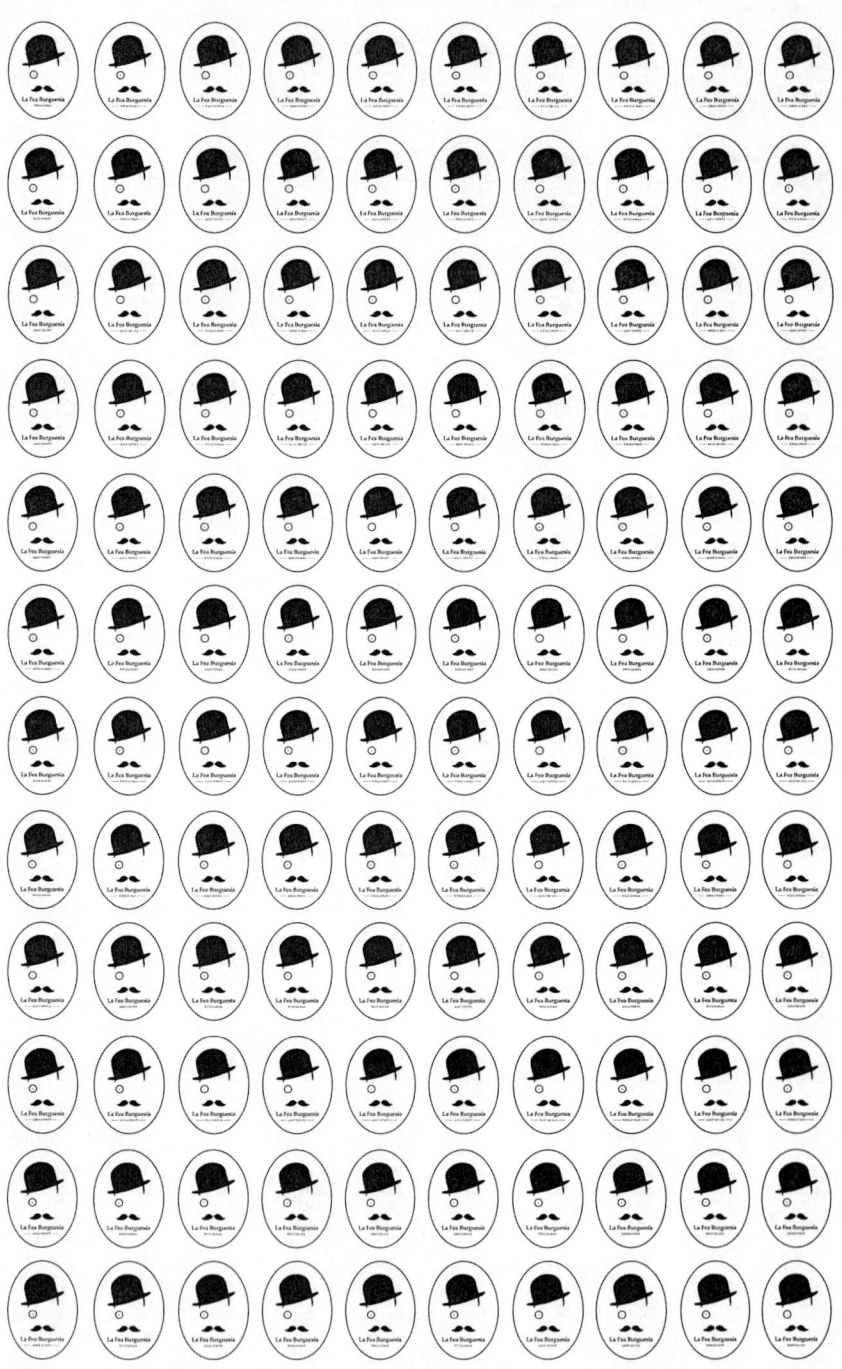

TABLA DE LO QUE CONTIENE ESTA OBRA

Para Pepe y Vera.
Y para Lola que está llegando

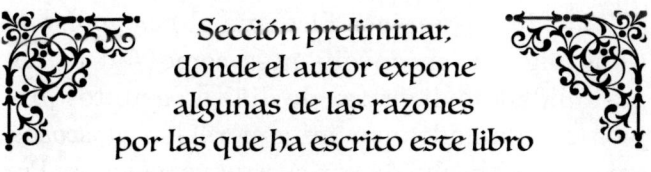

Sección preliminar, donde el autor expone algunas de las razones por las que ha escrito este libro

Estimado lector: creo que usted estará de acuerdo conmigo si le digo que hay tantas razones para escribir un libro como libros se han escrito y se escribirán en el futuro. Y esas razones son casi siempre, personales, incluyendo a las del *negro* que escribe por encargo. Durante el año 2023, cuando mis amigos o conocidos me preguntaban sobre qué estaba escribiendo y yo les decía —escribo un libro sobre la quina— a continuación, la conversación derivaba hacia un monólogo por mi parte sobre un medicamento que descubrieron los españoles en América lo que supuso un avance, etc., y siempre acabábamos hablando de otra cuestión, pero de actualidad. El asunto de la quina, en principio, no interesa al común de los mortales e incluso yo no recuerdo por qué me comprometí conmigo mismo a gastar un año de mi vida en escribir un libro sobre algo tan específico y tan alejado de la actualidad.

Uno de mis amigos dice que el *pensionismo*[1] tiene algunos inconvenientes como son la imposibilidad de disfrutar de días de asuntos propios, los llamados por mi generación *moscosos*, así como el hecho de carecer de vacaciones. Por el contrario, en mi opinión, presenta ventajas tales como poder escribir un libro sobre algo que, en principio, no interesa a nadie y que tampoco es seguro que acabe convirtiéndose en una obra de arte, en una *masterpiece,* en el ámbito del que se trate. Ni siquiera es seguro que el número de los lectores del libro *desde la cruz a la firma,* exceda de un par de docenas de indomables, que acaban siempre lo que empiezan.

Pero qué le vamos a hacer, investigar en los archivos municipales, buscar entre los libros publicados en el XVIII, bucear en el mundo infinito de internet, es para mi uno de los placeres que nos ofrece la vida, por lo que me es muy difícil sustraerme al mismo. En cada libro de actas municipales que abro, en cada publicación del pasado o contemporánea, creo que voy a encontrar secretos olvidados o cuestiones de gran interés para la investigación que llevo a cabo. La sensación es como explorar, en el pasado, un mundo nuevo cada día. Así es que, cuando este libro salga de la imprenta, habré cumplido sobradamente mis principales objetivos. Luego habrá que «venderlo», en el sentido no crematís-

---

1 *Palabro* inventado, que el corrector de texto siempre me corrige a *pensionista,* y que se refiere al estado del ser humano de edad provecta, que vive sin hacer nada y además recibe una remuneración del Estado pactada con los agentes sociales.

tico del término, sino en el de contar su contenido, difundirlo y en el mejor de los casos convertirlo en tema de conversación con amigos o con interesados en la cuestión.

Pero es que, además, este es un libro patriótico y, si me apuran, necesario en estos momentos. Prueben ustedes: en una reunión algo nutrida de conocidos, saquen el tema del descubrimiento de América. No faltará quien traiga a colación enseguida los términos *invasión, sometimiento, explotación y asesinato de indígenas.* No discutan. No vale la pena. Los que se «mantienen despiertos», los progresistas que llevan camisetas impresas con el estúpido *stay woke,* les cancelarán, como se dice ahora, y tirarán por tierra cualquier aspecto positivo que usted arguya, que tenga que ver con aquel —dirán— *encuentro entre dos mundos.*

Pero resulta que yo me siento muy orgulloso de que fueran precisamente los españoles los que tras el descubrimiento de América —siempre lo llamaré así— trajeran a España las cortezas de un árbol, el *quarango,* que trituradas y convertidas en *pulvere febrifugo occidentalis Indiae,* administrados a un enfermo de tercianas, lo curaban en pocos días.

Las *tercianas,* nombre antiguo del paludismo actual, fueron desde tiempos remotos, uno de los mayores azotes de la humanidad. Los autores indios del 1.500 (a. de C.) la llamaban «*la reina de las enfermedades*». Antes del descubrimiento de la quina por los españoles y su distribución por toda Europa, el paludismo (también llamado malaria) acababa anualmente con la vida de centenares de millones de seres humanos. Algunos autores relacionan la enfermedad con la caída del Imperio Romano y con el hecho de que el sur de China se haya desarrollado más despacio que el norte[2]. A pesar de que ya se había identificado el componente terapéutico de la quina, en las primeras tres décadas del siglo XX, el paludismo acabó con la vida de 90 millones de personas en todo el mundo, debido a que la comercialización del fármaco solo se había extendido por Occidente.

Por ello, me siento muy orgulloso de que fuera un padre agustino español el que observara que la corteza de un árbol del Perú (*Cortex peruvianis*) acababa con las tiritonas y curaba a los enfermos febriles de *tercianas* y de que jesuítas españoles lo confirmaran en la decana de las universidades de América, la de San Marcos de Lima.

También de que el médico personal del Virrey del Perú, el español Juan de Vega, trajera la quina a Sevilla, donde otro médico, Gaspar Caldera de Heredia, empezara a utilizarla con tanto éxito que decidió escribir un libro, el primero en Europa, que trató de las virtudes del fármaco llegado de América.

Y podemos sentirnos orgullosos todos los españoles, de que el cardenal Juan de Lugo, es-

2 Lomborg, 2023: 127.

pañol por su nombre y nacimiento[3], llevara el fármaco a Roma, lugar donde el paludismo era endémico y acababa con las vidas de numerosos miembros de la curia o de los asistentes a los concilios, y que, desde el Hospital del Santo Espiritu, distribuyera la droga por Italia y por el resto de Europa, a lo que contribuiría el españolísimo rey ilustrado Carlos III de Borbón, enviando generosas «porciones de polvo de buena quina» a las cancillerías y a las cortes de toda Europa a lo largo del siglo XVIII.

Cabriada, Piquer, Alsinet, Masdevall, Salazar, son algunos de los nombres de médicos españoles que administraron la quina a sus pacientes y plasmaron su experiencia en tratados de medicina que se difundieron por Europa en el XVIII, compitiendo y colaborando con europeos como Sydenham, Boerhaave, Van Swieten, Torti y otros muchos pioneros, que iniciaron el camino para conseguir una drástica disminución de la mortalidad por esta terrible enfermedad.

Pues este es el objetivo del libro, divulgar, sin pretensiones académicas y con la sencillez necesaria y posible, el descubrimiento de la quina por los españoles en el siglo XVI, el relato de traerla a España y a Europa en el XVII y de aplicarla a los enfermos de paludismo en el

---

3 Según López Piñero nacido en Sevilla, pero Rey Bueno, citando la biografía de Alonso de Andrade, cree que nació en Madrid y fue a vivir a Sevilla a los 5 años de edad, donde estudió hasta los catorce años Gramática, Retórica y Artes, pasando luego a Salamanca donde estudió Cánones y Leyes; ingresó en la compañía de Jesus en 1603. En 1621 llegó a Roma a la sede central de los jesuitas y en 1644 fue nombrado cardenal (Rey Bueno, 2015: 25).

XVIII, lo que supuso un enorme beneficio para la humanidad durante cerca de 300 años.

De América vinieron fármacos de escasa utilidad terapéutica como el palo de guayaco, los bálsamos del Perú y de Tolú, la zarzaparrilla, la jalapa, el sasafrás, la cuasia, la ratania, la angostura y la ipecacuana. Pero el descubrimiento de la quina, no les quepa duda de que constituye una hazaña equivalente al aislamiento y purificación de la Insulina por los canadienses Banting y Best o el de la penicilina por el británico Fleming.

Si se deciden a leer mi trabajo observarán que está basado en lo que otros, mucho más autorizados que yo, escribieron, opinaron y dejaron constancia de los hechos a los que se refiere el título de portada.

Lo del *Siglo de las fiebres,* me lo he apropiado (espero que me perdonen) de los prestigiosos historiadores de la medicina don Mariano y don José Luis Peset Roig, los cuales utilizaban la expresión para referirse al Siglo de las Luces cuando la clasificación de las fiebres alcanzó su máximo desarrollo debido a la ausencia, por desconocimiento, de los factores etiológicos.

He consultado muchas y estudiado un buen número de las fuentes impresas publicadas en España y especialmente en Murcia y Cartagena en el XVIII referentes a las tercianas y a la quina. He accedido a las fuentes manuscritas disponibles, especialmente a las actas municipales de buena parte de los pueblos y ciudades del antiguo Reino de Murcia, por ser nuestra Región una de las zonas endémicas de paludismo de España y especialmente la ciudad de Cartagena.

Por supuesto, mi trabajo tiene como soporte esencial lo que otros, con mejor fundamento, publicaron con anterioridad sobre estas cuestiones, empezando por la cátedra de Historia de la Medicina del prof. Pedro Marset que actualmente ostenta el prof. José Miguel Sáez y siguiendo por autores como Federico Casal Martínez, Carlos Ferrándiz Araujo, Gregorio Sánchez Romero, Gregorio Castejón Porcel, Tomás Pérez Medina, Miguel Angel Sánchez García, Armando Alberola Romá y otros muchos que figuran en la bibliografía.

En un último capítulo se analiza brevemente la situación actual del paludismo en el mundo, especialmente en el África subsahariana donde ha quedado recluido, así como los esfuerzos de todo tipo que se realizan desde la Organización Mundial de la Salud para conseguir erradicar definitivamente la enfermedad.

Me gustaría acabar esta presentación recordando al rector del colegio de los agustinos de san Ildefonso de Lima, Antonio de Calancha, que en 1638 habló por primera vez del árbol de la quina en una crónica que tituló *Coronica moralizada del orden de San Agustin en el Perú con sucesos ejemplares vistos en esta Monarquía*. Al final del texto figura una petición del autor que quisiera hacer mía para este libro: **muchos yerros irán, pero pido perdón al sabio y misericordia al maldiciente.**

Sección primera,
donde el lector podrá encontrar
un breve resumen de la historia
del paludismo en España,
así como de los progresos en el conocimieno
de la naturaleza de una enfermedad más
antigua que el hombre

El análisis genético molecular de los parási-tos causantes del paludismo demuestra que su origen es exclusivamente africano[4], afectando hace millones de años a los grandes simios de ese continente, desde los que pasó a la especie *homo,* el cual lo extendió posteriormente a todo el planeta.

Estos estudios nos permiten afirmar que el paludismo es una enfermedad más antigua que la propia estirpe humana[5], que ha venido sufriéndola desde el principio de los tiempos y que actualmente, según datos de la Organización Mundial de la Salud, durante las tres primeras décadas del siglo XX acabó con la vida de 90 mi-

---

4 Carter, 2002
5 Existen fósiles de mosquitos en piezas de ámbar de más de veinte millones de años de antigüedad que fueron descubiertas en la República Dominicana. Se trata del fósil más antiguo con indicios de malaria Plasmodium, la que infecta a los humanos. La malaria en su forma primitiva tiene más de cien millones de años de antigüedad y la malaria moderna, cuyo transmisor es el mosquito Anopheles, tiene más de veinte millones de años de antigüedad.

llones de personas en todo el mundo y en el año 2020, se detectaron 241 millones de casos, la mayor parte de ellos en África, que ocasionaron la muerte a más de 670.000 personas, casi todas niños menores de cinco años.

Pero la enfermedad, a lo largo de los siglos, se había extendido, además de por las zonas tropicales, por todo el hemisferio norte. En el siglo XIX era endémica en Finlandia, en Siberia y en diversas ciudades rusas. En 1924, el gobierno ruso calculaba en más de cinco millones de casos la incidencia anual en el país. También fue endémica en China y la India. En Estados Unidos, a principios del siglo XX, llegó a ser endémica en Michigan, Nueva York, Oregón, Washington y Wisconsin[6] entre otros muchos estados de la Unión.

La evolución histórica de la prevalencia de la enfermedad hasta la situación actual, presenta un hito esencial con el descubrimiento de la quina por los españoles en el norte del Perú en el siglo XVII. La llegada de la quina a España, su utilización por los médicos españoles en nuestro país y posteriormente, su difusión por Europa, supuso una primera fase en el control del paludismo exclusivamente en el continente europeo, que abarca hasta las primeras décadas del siglo XIX. Este libro se ocupa de esos primeros pasos de la utilización de la corteza de la quina en polvo, en el siglo XVIII en España y concretamente en el antiguo Reino de Murcia.

---

6 Lomborg, 2023

En la actualidad, como decíamos, el paludismo es prevalente en zonas tropicales y subtropicales, especialmente del continente africano, por lo que la lucha contra la enfermedad se localiza en más de una veintena de países africanos como veremos en el último capítulo, donde trataremos de analizar con algo más de detalle la situación actual del problema del paludismo en el mundo, los problemas clínicos que plantea, el tratamiento que se aplica actualmente, los datos de morbilidad y mortalidad actual y el estado de la investigación de las vacunas que pretenden acabar con la enfermedad en los próximos años.

Naturaleza de la enfermedad

Por el momento, y para poder comprender los hechos que configuran la historia de la enfermedad en España, así como la aplicación del descubrimiento de la quina por parte de los médicos españoles para el tratamiento de la misma, necesitamos, en primer lugar, conocer cuál es el **origen o etiología** de la entidad llamada actualmente Malaria o Paludismo. Se trata de una enfermedad febril producida por la infección de protozoos del género de los *Plasmodios*. Estos parásitos son inoculados en nuestro organismo mediante la picadura de las hembras de los mosquitos del género *Anopheles*. Una primera dificultad para definir y combatir la enfermedad es que tanto el parásito como el mosquito que lo transmite, pueden ser de distintas variedades. Así el *P. Malariae* es responsable de las llamadas *fiebres cuartanas,* el *P. Vivax* y el *P. Ovale* de las fiebres *tercianas benignas* y el *P. Falciparum* de las fiebres *tercianas más graves.*

Estos parásitos tienen un ciclo biológico en el que interviene el mosquito y el ser humano u otros animales, durante el cual, el mosquito inocula el parásito, mediante la picadura, en la sangre del ser humano, desde donde pasa al hígado. Una vez allí tiene lugar una reproducción asexuada del protozoo desde donde vuelve a la sangre, fijándose a los glóbulos rojos. Mediante

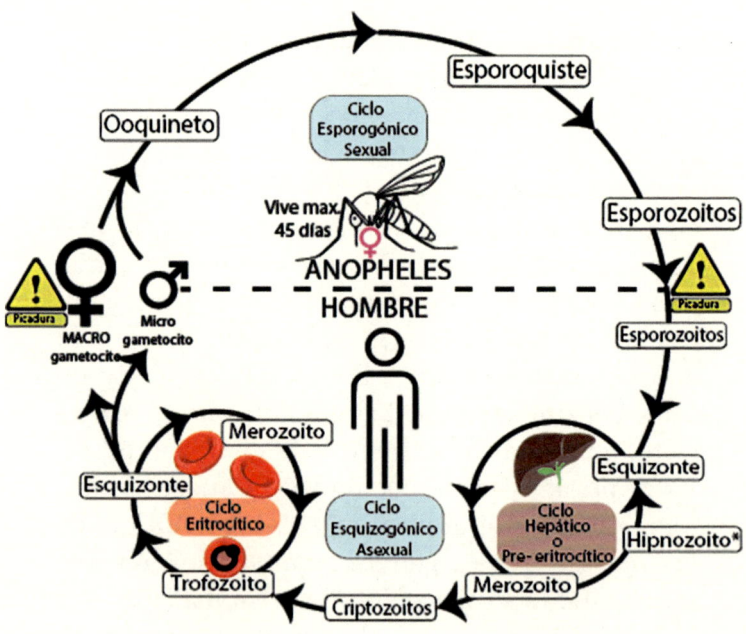

Ciclo del *Plasmodium* (Traces)

una nueva picadura de la hembra del mosquito, la sangre infectada pasa al estómago del mismo, cerrándose el ciclo.

El *P. Falciparum* es el parásito que produce enfermedades más graves y potencialmente mortales mientras que los otros tres producen accesos menos graves, aunque pueden cronificarse y recidivar posteriormente. En la Europa mediterránea fue precisamente el *Falciparum* el agente más común, ocasionando las fiebres intermitentes que se conocían como malignas o perniciosas en la Edad Moderna, que ocurrían entre los meses de julio a noviembre, y que fueron responsables de la mayoría de las grandes epidemias del siglo XVIII en España. Una de las características de este parásito es que su ciclo biológico se realiza por encima de una temperatura ambiente de 20°C, por ello, en la Europa septentrional las variedades más activas eran el *Malariae* y el *Vivax*, cuyo ciclo biológico se puede completar desde los 15°C.

A la variedad de los ciclos biológicos del parásito se unen a su vez, las diferentes presencias y afinidades de los vectores (mosquitos), lo que justifica las cambiantes cifras de morbilidad y de mortalidad en las zonas endémicas españolas y en las sucesivas épocas. Se cree que en las últimas décadas del siglo XVIII y primeras del XIX, la gravedad de la infección alcanzó en España su grado más alto debido al *P. Falciparum*, transmitido por las hembras de las variedades de *Anopheles, Labranchiae y Atroparvus*.

En cuanto a la **sintomatología,** en el paludismo hay que distinguir los síntomas del acceso o paroxismo agudo caracterizado por tiritona durante al menos media hora, seguida de fiebre alta, hasta 41ºC, de varias horas de duración, con remisión posterior acompañada de sudoración profusa. Estos accesos se repiten a intervalos de uno a cuatro días dependiendo del tipo de parásito. La afección crónica puede producir diversas complicaciones como anemia intensa, aumento de tamaño del bazo, afectación del sistema nervioso central, afectación pulmonar, debilidad extrema, caquexia y muerte. El tipo de evolución depende del estado inmunitario y nutricional del paciente, el tipo de protozoo infectante y si el enfermo es sometido o no a tratamiento efectivo.

Breve historia del paludismo en España

Hemos recurrido para confeccionar este primer apartado a autores españoles de reconocido prestigio en la Historia de la Medicina, y más concretamente, en el conocimiento de una enfermedad que durante siglos fue endémica en amplias regiones de España.

En nuestra opinión debemos destacar el trabajo del Dr. C. Rico-Avelló y Rico[7], médico-jefe de la lucha antipalúdica nacional en 1947, perteneciente al Servicio Antipalúdico que dirigía el Prof. Dr. Gerardo Clavero del Campo.

---

7 Rico-Avelló, C., 1947.

Este extenso e importante estudio se publicó en la prestigiosa *Revista de Sanidad e Higiene Pública* y quizá su mayor virtud resida en la abundantísima bibliografía que aporta sobre las fiebres intermitentes en España desde tiempos remotos y

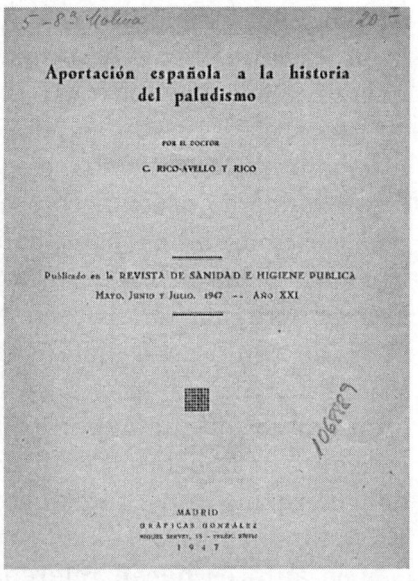

especialmente, a partir del descubrimiento de la quina, sobre los autores que la combatieron en sus inicios y sobre todo, los que la aplicaron a sus enfermos, especialmente en el siglo XVII, objeto de nuestro estudio. Así mismo hemos consultado los trabajos de los hermanos Peset[8], V. Pérez Moreda[9], L. Grangel[10], así como la Guía Didáctica sobre la Malaria editada por la Biblioteca Nacional de España[11].

Para empezar, hemos de acudir a los textos médicos clásicos y especialmente los de Hipócrates, ya que estos escritos[12], transmitidos

8 Peset, M. y Peset, J.L., 1978
9 Pérez Moreda, V., 1982
10 Grangel, L., 1979
11 Nájera, J.A. et al., 2009
12 *Tratado de Aires Aguas y Lugares; Aforismos; Tratado de Epidemias.*

por Galeno, formaron parte del conocimiento y la práctica médica en Europa nada menos que hasta finales del siglo XVII.

Hipócrates en sus escritos sobre las fiebres intermitentes destacaba tres ideas: estas enfermedades se asocian con las aguas estancadas cercanas a las poblaciones; los inviernos lluviosos y las primaveras calurosas anuncian fiebres malignas en el otoño y, por último, para el tratamiento aconsejaba eméticos, purgantes y sangrías, procedimientos todos para tratar de eliminar lo que llamaban el *fermento maligno* causante de la fiebre. Estas ideas fueron la base del galenismo imperante entre los médicos de la Edad Media y Moderna en España.

Los autores hacen referencia durante estos largos siglos, especialmente en el XV y XVI, a epidemias sobre las que es difícil concretar su naturaleza. En ocasiones hablan de *tercianas* o *cuartanas* sin que sepamos con seguridad a que tipo de enfermedad se referían, pero a las que se hace mención en relación a determinados episodios bélicos o la muerte de significados personajes ilustres de nuestra historia. Así los historiadores del siglo XIX suelen hablar del paludismo endémico en tierras castellanas y hacer alusión a enfermos de la realeza o relacionados con ella. A partir de los Reyes Católicos, son los médicos de la Corte los que informan de lo que acontece entre los enfermos a su cargo, como es el caso de Gonzalo Fernández de Córdoba, el *Gran Capitán,* muerto de cuartanas, y el mismo emperador Carlos que, según Rico-Avelló murió tras una infección palúdica de un año de duración seguida de una última crisis febril en 1557[13]. En el XVII, la historiografía nombra como afectos ilustres de tercianas a Francisco de Quevedo, el Príncipe Don Baltasar Carlos y su tío, el gobernador de los Países Bajos, el Cardenal Infante Don Fernando de Austria y los papas Gregorio V y Dámaso II, entre otros muchos.

Los médicos confundían la malaria con otros tipos de fiebres que podían simular un patrón intermitente, pero que en realidad se correspondían con infecciones distintas como el tifus, la tuberculosis, gripes, hepatitis etc., por lo que la mayor parte de las citas de autores médicos españoles que figuran en el trabajo de Rico-Avelló y en otros estudios similares, se refieren a infecciones aisladas o episodios epidémicos sobre los que no podemos conocer su etiología. A lo largo de los siglos sabemos que la *peste bubónica* fue la enfermedad principal y más temida en España y en toda Europa. A partir de 1720, cuando tuvo lugar la última epidemia de peste en Marsella, son las llamadas fiebres intermitentes las que tomaron el relevo, entre las que se encontraban las que denominaban *fiebres pútridas,* predominantes en verano y las *fiebres catarrales* invernales. Desde principios de siglo los médicos fueron olvidando la vieja peste y empezaron a utilizar multitud de términos para

---

13 Los datos los obtiene Rico-Avelló de unas cartas de Mathyssio, médico de cámara del emperador en los últimos años de su vida.

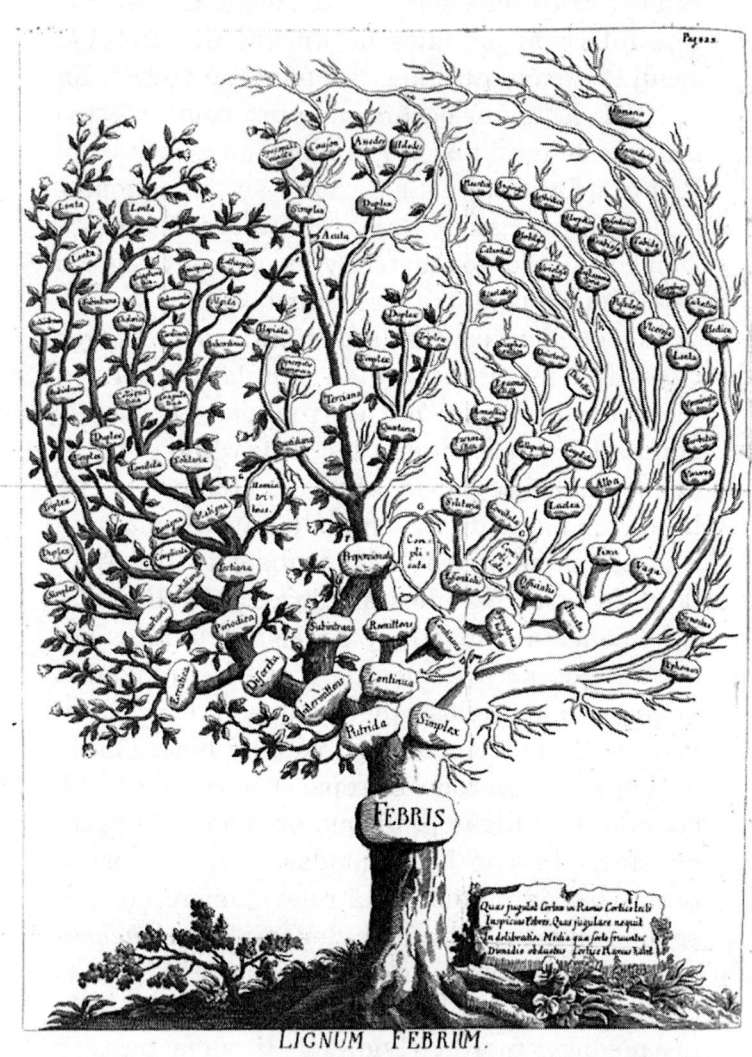

Lignum Febrium, un árbol clasificatorio de las fiebres
según Torti (1712)

las fiebres, que pretendían tener carácter diagnóstico, y cuya ejemplificación puede apreciarse en la figura del *lignum febrium*[14] del profesor de la Universidad de Módena Francesco Torti.

En este esquema, los modelos de fiebre que podrían relacionarse con el paludismo figuran en la rama de las intermitentes (*intermittens*) que se van clasificando en *periódicas* y estas a su vez en *tercianas (benignas y malignas), cuartanas, quotidianas*, etc., infinidad de denominaciones que dificultan el estudio histórico del paludismo.

A partir de la aparición de la quina en España en el siglo XVII la enfermedad se va definiendo, cada vez con mayor precisión y los autores médicos se ocupan en sus publicaciones de las *fiebres intermitentes* y de las *tercianas*, empezando a hablar de los mecanismos que favorecen la aparición de la enfermedad a partir de las aguas encharcadas y de los terrenos ocupados por los cultivos de arroz, a la vez que se habla de las diversas variantes de la enfermedad y de sus complicaciones.

Los médicos y los afectados siempre fueron conscientes de que las lluvias primaverales y de finales del verano, que producían desbordamientos de ríos y acumulación de aguas insalubres en estanques y almarjales, indefectiblemente, se seguían de la aparición de los brotes de tercianas entre las poblaciones cercanas.

---

14 Este grabado aparece en la portada de su libro sobre las fiebres de 1712.

Los autores coinciden en que las fiebres tercianas fueron adquiriendo gravedad creciente desde el siglo XVII hasta las primeras décadas del siglo XIX, cuando, como había ocurrido con la peste bubónica a finales del XVI, el paludismo cedió el protagonismo a la fiebre amarilla y posteriormente al cólera.

Los mayores niveles de morbilidad y de mortalidad de la enfermedad de los últimos años del XVIII, se acompañaron de una mayor extensión de las zonas afectadas, sobrepasando los límites de los tradicionales lugares endémicos de las costas levantinas y algunas zonas dispersas en el centro y oeste de la península.

Pérez Moreda, citando a Antonio Cibat, un autor médico de principios del XIX, refiere que las tercianas, que en tiempos pasados se mostraban localizadas en zonas pantanosas y afectaban benignamente a los habitantes del contorno, se habían extendido en esos años de unas provincias a otras, presentando una gran agresividad en sus manifestaciones clínicas y aumentando de forma ostensible la mortalidad de las poblaciones, hasta el extremo de producir la despoblación y abandono de cultivos en infinidad de lugares[15].

Así mismo, este autor contemporáneo mantiene la tesis de que los incrementos demográficos propios del siglo XVIII supusieron un aumento marcado de los procesos de roturación y deforestación en amplias zonas de España

15 Pérez Moreda, 1982: 297

lo que, unido a procesos seculares, de épocas previas, de dedicación al pastoreo intensivo en zonas del interior de la península, contribuyeron a cambios ecológicos que podrían tener una relación causal con la extensión y la gravedad del paludismo en esos años. De tal manera que aunque lo que se conoce, por habersele prestado más atención, son los terribles brotes de tercianas en Cataluña, Valencia y especialmente Cartagena en el litoral murciano, está mucho menos estudiada la extensión de la epidemia a Andalucía, Castilla la Nueva y posteriormente a Castilla la Vieja, Salamanca, Zamora y Aragón, como advierte el Censo de Floridablanca de 1787, aludiendo a la pérdida de población de muchas localidades en las dos Castillas y en Aragón, a causa de *que la presente numeración se ha hecho después de tres años de una epidemia casi general de tercianas y fiebres pútridas*[16].

Sin embargo, hay que ser precavidos a la hora de analizar los datos demográficos existentes relativos a las crisis de mortalidad en esos años. Las cifras de sobremortalidad no se pueden achacar exclusivamente al paludismo ya que, a pesar de la mayor gravedad de las infecciones por *P. Falciparum,* que parece el agente causal de estas crisis de finales del XVIII, hay que tener en cuenta que los expertos no atribuyen al paludismo una mortalidad superior al 1 % de los infectados, y sin embargo están de acuerdo,

---

16 ibid, pág. 299

en que las crisis palúdicas incrementan las tasas de mortalidad por otras causas.

Por otra parte, las tercianas fueron a la vez causa y consecuencia de la pobreza. Decíamos anteriormente que la malaria producía gran debilidad, desnutrición y caquexia en muchos infectados, lo cual, unido al abandono de los campos por parte de la multitud de enfermos afectados en unos meses que coincidían con la recogida de frutos, la vendimia y, un poco más adelante, la preparación de la siembra, conllevaba casi siempre una crisis de subsistencias, esto es, hambrunas, lo cual contribuía aun más a la desnutrición y a déficits inmunológicos asociados que sufría la población en su conjunto. Por todo ello es muy probable que proliferaran, acompañando a la malaria, diversas enfermedades infecciosas, potencialmente letales.

A este respecto, es interesante lo que cuenta el profesor Luis S. Granjel en su tratado sobre Historia General de la Medicina en España en el siglo XVIII, en su tomo IV[17] donde refiere que el Arzobispo de Toledo, cardenal Lorenzana, en el último tercio del siglo XVIII, concretamente en 1782, requirió a los párrocos de su extensa diócesis que le informaran de las enfermedades más comunes de sus parroquianos, mediante una encuesta de catorce preguntas. Con las respuestas de los párrocos se puede decir con Granjel, que *el problema sanitario más grave lo provocaba la endemia de fiebres intermitentes,*

17 Granjel, 1979: 102

tercianas, cuartanas y tercianas dobles o «ciciones» pero también aparecían gran número de *tabardillos y una variada gama de calenturas inflamatorias, linfáticas, ardientes, biliosas y malignas. El garrotillo, la viruela, el dolor de costado, las pulmonías, las hemoptisis... vómitos, flatos, diarreas, pasión celiaca y opilaciones; la hidropesía, el dolor pleurítico, las fluxiones reumáticas, gota, perlesía y apoplejías,* etc.

Efectivamente, los llamados *tabardillos* (tifus exantemático o murino), las disenterías, la fiebre tifoidea, pulmonías y otras enfermedades se cebaban en las poblaciones infectadas de malaria, especialmente en los niños y jóvenes, lo que contribuía a aumentar las tasas de mortalidad.

Y todo ello a pesar del reparto de quina y alimentos que la Corona, a través de los obispados, y de forma muy efectiva, realizó entre los pobres de toda España que eran la mayoría de los afectados y que detallamos más adelante.

Las graves epidemias de tercianas de 1785 y 1786 generaron el mayor esfuerzo por parte de las autoridades sanitarias sobre esta enfermedad ya que por primera vez se abordó la cuestión como un problema nacional. Al reparto de quina, dinero y alimentos, se sumó la emisión de Reales Órdenes y de circulares sobre profilaxis y tratamiento de las tercianas por parte del Protomedicato, y la publicación, por parte de los médicos, de multitud de estudios, tanto clínico-terapéuticos como epidemiológicos.

Buena prueba de la preocupación gubernamental fueron las visitas del alto cargo ilustrado conde de Cabarrús a los lugares afectados por la enfermedad en la Mancha y su posterior epistolario con el también ilustrado Gaspar Melchor de Jovellanos donde alertaba de la necesidad urgente de adoptar medidas para evitar una catástrofe[18].

Sin embargo, en el siglo XIX, nuevos y gravísimos problemas sanitarios eclipsaron a las fiebres tercianas y cuartanas que habían ostentado el protagonismo absoluto el siglo anterior. La fiebre amarilla y el cólera tomaron el relevo y se convirtieron en el punto de mira de las juntas de sanidad locales, provinciales y Junta Suprema, a pesar de que el paludismo continuaba siendo un problema endémico en los lugares tradicionales del país.

Mientras en España disminuía el interés por el paludismo, en las primeras décadas del siglo XIX, Bernardino Antonio Gomes de la Real Academia de Ciencias de Lisboa por un lado y los farmacéuticos franceses Pierre Joseph Pelletier y Joseph Bienaimé Caventou por otro, identificaron y aislaron los componentes activos de la quina o corteza peruviana, lo que supuso la inmediata comercialización a gran escala del fármaco *sulfato de quinina* y la pérdida de la iniciativa de nuestro país en la comercialización de la quina. El descubrimiento de este nuevo producto supuso el desarrollo de una industria

---

18 Avelló-Rico, 1947: 84.

farmacéutica específica con factorías situadas en Estados Unidos, Francia e Inglaterra que se surtían de las nuevas plantaciones del árbol de la quina, la *Cinchona officinalis,* que tanto ingleses como holandeses establecieron en la India y la isla de Java.

En España, a partir de la guerra de la Independencia, disminuyeron las publicaciones médicas relativas al paludismo, aunque destacaron autores como Antonio Cibat que trató de identificar el agente etiológico haciendo análisis muy rudimentarios del gas que emanaba de las zonas pantanosas, promovió el desagüe y desecación de dichas aguas y estudió la relación de la miseria y la mala alimentación con la enfermedad[19].

Pero el honor del descubrimiento del agente etiológico correspondió de nuevo a un francés, Ch. Laveran, médico militar que en 1878 identificó en muestras de sangre de enfermos palú-

MEMORIA C 43 a

SOBRE EL PROBLEMA

¿POR QUÉ MOTIVOS Ó CAUSAS LAS TERCIANAS SE HAN HECHO TAN COMUNES Y GRAVES EN NUESTRA ESPAÑA? ¿CON QUÉ MEDIOS PODRIAN PRECAVERSE Y DESTRUIRSE?

ESCRITA

POR DON ANTONIO CIBAT,
Doctor en Medicina y Cirugía, Catedrático del Real Colegio de Cirugía Médica de Barcelona, Médico y Cirujano Consultor de la Real Casa de Caridad, Socio de varias Academias nacionales y extrangeras, Censor y Director de la de Ciencias naturales y Artes de Barcelona &c. &c.

Non ex vulgi opinione, sed ex sano judicio.
Bacon.

MADRID EN LA IMPRENTA REAL
AÑO DE 1806.

---

19 Avelló-Rico, 1947: 101.

33

dicos al protozoo causante de la enfermedad por lo que fue premiado con el Nobel de medicina en 1907. Finalmente, los italianos Grassi y Bignami establecieron en los últimos años del XIX, el papel de los mosquitos del género *Anopheles* como transmisores exclusivos del parásito al hombre, con lo que el camino quedó abierto para que el siglo XX asistiera a la erradicación de la malaria en casi todo el mundo a excepción del África subsahariana como veremos en el último capítulo.

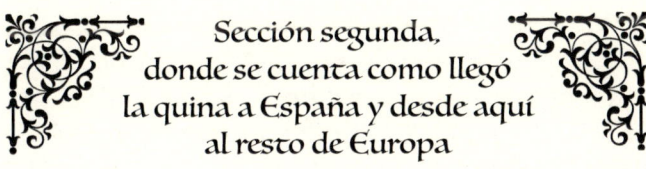

Sección segunda,
donde se cuenta como llegó
la quina a España y desde aquí
al resto de Europa

anto en la historiografía española como en la europea existen multitud de versiones sobre el momento y el lugar de la identificación de la quina en América, así como sobre los nombres que se le dieron al producto milagroso procedente de la corteza de un árbol del norte del Perú. La confusión existente a este respecto se refleja en la multitud de denominaciones que se utilizaron para designarlo: *polvos de los jesuitas, polvos de la condesa de Chinchón, cascarilla, polvos de Loja, corteza peruviana, quina-quina,* etc. La mayor parte de las publicaciones sobre el particular, ya sean académicas o del ámbito más popular o divulgativo, repiten versiones de la tradición que pasan copiadas de unos autores a otros de forma poco rigurosa.

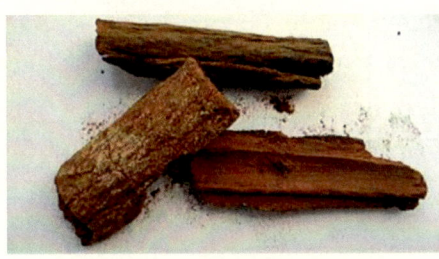

Corteza de quina
(*Cortex Peru-
vianus*)

Entre la maraña de publicaciones existentes sobre el origen de la quina me ha parecido prudente seguir, entre otros, los estudios de finales del siglo XX de dos autores españoles, ambos prestigiosos catedráticos de Historia de la Medicina en nuestra Universidad. En primer lugar, el profesor López Piñero, de la Facultad de Medicina de Valencia que, junto a Francisco Calero, publicó en 1992 un extenso trabajo[20] que daba a conocer un texto de Gaspar Caldera de Heredia, médico español de la escuela galenista del siglo XVII que fue uno de los primeros en utilizar los polvos de quina en España[21]. Dos años después, el profesor Juan Riera de la Universidad de Valladolid, publicó un estudio[22] sobre *Quina y Malaria en el siglo XVIII en España*, ampliado y completado en una monografía colectiva de su grupo en 1997[23], en la que se analizan pormenorizadamente los primeros años del comercio y utilización clínica de la quina en nuestro país y en Europa.

Seguiremos fundamentalmente a estos dos autores y trataremos de sintetizar sus trabajos en términos divulgativos para el lector actual no especializado.

El estudio de López Piñero, tiene como objeto ofrecer la traducción desde el latín al castellano, del texto íntegro de Caldera de Heredia titula-

---

20 López Piñero et al, 1992.
21 Junto con el de Caldera de Heredia de 1663 se imprimieron los de Bravo de Sobremonte en 1669 y Pedro Miguel de Heredia en 1673, los cuales se citan en los estudios académicos sobre la quina.
22 Riera, 1994
23 Riera, 1997

do *De pulvere febrifugo occidentalis Indiae,* Un texto que tiene gran interés, ya que trata de la experiencia con el manejo de la quina de uno de los médicos más prestigiosos de la época, que nació en Sevilla en 1591 y estudió en la Universidad de Salamanca, ejerciendo primero en Carmona y desde 1633 en la ciudad de Sevilla, lugar privilegiado en donde se centralizaba el comercio con América al compartir con Cádiz el inicio y final de la mayor parte de las travesías atlánticas en el siglo XVII. Durante los siglos XVII y XVIII la medicina española sufrió una transformación desde las ideas de Galeno e Hipócrates que se constituyeron como la herencia clásica en las enseñanzas de las universidades españolas y europeas hasta los nuevos avances precursores de la medicina del siglo de las luces. En aquella primera mitad del siglo XVII, Caldera seguía siendo un galenista, pero estuvo influido por las nuevas ideas que desde el siglo anterior había aportado el suizo Paracelso. Según López Piñero, dejó escritos un buen número de textos médicos que se conservan, conoció las novedades fisiológicas de la época como la circulación linfática, aplicó los incipientes conocimientos de química en el uso de los medicamentos e incluso practicó autopsias de sus enfermos de manera habitual.

En los comentarios y anotaciones a la obra de Caldera, López Piñero nos da mucha información contrastada sobre el descubrimiento y el uso de la quina en España y Europa. En primer lugar, descarta categóricamente la leyenda por la que se denominó iniciálmente al fármaco como *polvos de la Condesa* (de Chinchón). Según este relato, la segunda esposa del Virrey

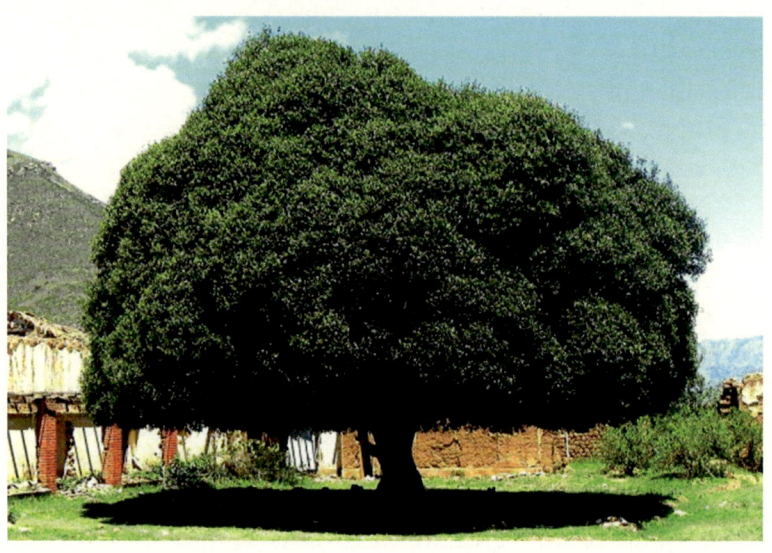

Árbol de la quina (*Cinchona officinalis*)

del Perú, conde de Chinchón, Francisca Enríquez de Ribera había sido la primera europea tratada con los polvos de la corteza de un árbol de Perú y había sanado del paludismo antes de 1640, por lo que había traído a España dichos polvos y posteriormente los había introducido en Europa. La realidad es que dicha dama falleció en Cartagena de Indias en 1641 por lo que nunca volvió a España, según se deduce de la lectura del detallado diario del secretario del virrey, en el cual se afirma que el conde sí sufrió un paludismo crónico y que su médico personal, Juan de Vega, es una figura clave en la introducción de la quina en España como más adelante veremos. Todas estas relaciones iniciales de la quina con la ciudad madrileña de Chinchón tuvieron como resultado que Linneo, el naturalista sueco, clasificara para siempre en su *Species Plantarum* como *Cinchona officinalis* al género botánico del árbol de donde se obtenía la corteza de la quina.

Por su parte, el profesor Riera nos habla de que las primeras noticias sobre el descubrimiento de la quina se las debemos al criollo Antonio de Calancha (Riera, 1994). Este religioso, natural de Chuquisaca, de padre andaluz y madre criolla, era en 1622 rector del colegio de los agustinos de San Ildefonso de Lima y en 1638 publicó una crónica de la orden de los agustinos en América titulada *Coronica moralizada del orden de San Agustín en el Perú con sucesos ejemplares vistos en esta Monarquía*. En el libro primero[24], cuando habla de la flora del norte del Perú se puede leer lo siguiente: *Dase un árbol que llaman de calenturas en tierra de Loja[25], con cuyas cortezas, de color de canela, echas polvos, dados en bebida el peso de dos reales, quita las calenturas y tercianas; an hecho en Lima efetos milagrosos.*

Este relato resta protagonismo a los jesuitas, al menos en lo que se refiere a la primera noticia que ha quedado escrita sobre el descubrimiento

---

24 Calancha, 1638, Capítulo IX, pág. 59.
25 Loja es una ciudad que actualmente pertenece a Ecuador.

de la quina. No obstante, los protagonistas absolutos son sin duda los seguidores del santo de Loyola como veremos en adelante.

De pulvere febrifugo occidentalis Indiae (Caldera de Heredia)

En el primer capítulo de este libro de 1663, analizado en extenso por el profesor López Piñero como decíamos más arriba, nos cuenta el autor que había leído, hasta el momento de la publicación, a *los investigadores y tratadistas célebres de los árboles, plantas y hierbas de la provincia del Perú* y no había encontrado noticias sobre la corteza ni sobre el árbol de la quina, por lo que él nos cuenta la que considera verdadera historia de la planta, historia que reproducimos a continuación:

En el último confín de la tierra, en esa provincia de Quito, junto al río Amazonas, hay unos indios que espontáneamente o por un salario son llevados a una mina de oro, que se excava en las profundidades de aquella región. Con su ayuda, esa tierra aurífera es triturada, fundida y luego sublimada, a fin de que con la fuerza del azogue el oro sea separado de los restantes metales. Entre los diversos vericuetos del camino, dichos indios se ven obligados a cruzar el río con agua hasta el cuello y desde una orilla a otra avanzan casi nadando, de manera que la mayoría, al llegar a la orilla, helados y tiritando por el frío, se quejan entre sí de forma lamentable. Por ello, inmediatamente, para el alivio de los temblores y del frío, toman la corteza de un árbol que conocen, reducida a polvo, tras triturarla y desmenuzarla, y disuelta en agua caliente. Al instante notan que el frío y los temblores se calman por completo, de modo que pueden terminar el camino emprendido sin ninguna molestia. Al ver ésto los padres de la Compañía de Jesús asignados para el adoctrinamiento y educación cristiana de dichos indios, les preguntaron de qué árbol tomaban la citada corteza para el alivio de los temblores y el frío. Obedeciendo a su petición, les enseñaron con gusto el árbol y les ofrecieron la corteza como un humilde obsequio, mientras decían: quarango.

Instruidos así, esos padres pidieron a otros padres, misioneros en la provincia de la que procedían aquellos indios, información acerca de este árbol y de su corteza, así como sobre el remedio instantáneo para ese frío y temblores, y por qué se curaban en tan poco tiempo; estos padres les dieron la respuesta y una gran cantidad de corteza. A continuación, los padres jesuitas formularon un razonamiento analógico y empezaron a probar si dichos polvos, igual que eran útiles para el frío y los temblores debidos al mal tiempo y a las aguas, lo eran también para los escalofríos de las fiebres intermitentes cuartanas y tercianas, en las que se padecen de forma lamentable. Hecha la prueba en unos pocos, encontraron casi la misma forma de curar en estos escalofríos y en aquéllos. Con las experiencias y la observación se hicieron más atrevidos y pusieron ya claramente por las nubes este remedio, proclamando que había

sido mandado por el cielo. Cuando algunos de ellos
llegaron a Lima desde la provincia de Quito, dieron
a conocer el remedio y llevaron la corteza a un boti-
cario llamado Gabriel de España, depositando gran
cantidad de corteza en su botica (que está junto al
puente). En esa ciudad, los polvos se llamaban de
Gabriel de España, porque fue el primero que enseñó
a administrar el polvo de acuerdo con el arte médico.
Aseguraban que curaba los escalofríos de las cuarta-
nas y de la terciana espúrea, viéndose favorecido el
uso de este polvo por la feliz experiencia de algunos,
de modo que los médicos de la ciudad los usaban sin
ningún recelo, ya más de acuerdo con el arte médico
y sus más estrictos principios y preceptos.

Nuestro autor no especifica el origen de esta
historia por lo que hemos de suponer que la obtuvo de viajeros que volvían de Indias y a los
que él interrogaría, ya que era un médico famoso y experto en el manejo de la quina, no solo
en la ciudad de Sevilla sino también en Europa.
Efectivamente, al comienzo de su libro, reproduce una carta fechada en 1661, que había
recibido de un prestigioso médico de Roma, Gi-
rolamo Bardi, relacionado con el cardenal Bran-
caccio y que había sido corresponsal y admirador
de Galileo. En dicha carta le aseguraba que sus
estudios y publicaciones médicas previas eran
conocidas en el Vaticano y le animaba a escribir
sobre el origen de la quina y de su experiencia
en Sevilla con dicho tratamiento. Bardi le dice
que en Roma se conocía la quina como *corteza o*

polvo de Vega o *del cardenal de Lugo* y que dadas las escasas cantidades de ese fármaco que había en la ciudad, esperaban con ansiedad que los jesuitas la trajeran del Perú.

Según López Piñero, el cardenal Juan de Lugo (1583-1660) era un jesuita sevillano profesor de la Universidad Gregoriana de Roma y nombrado cardenal en 1643. Fue el primer miembro de la alta curia vaticana que fue curado con quina de un grave paludismo, convirtiéndose a partir de entonces en *activo propagador del febrífugo*.

En cuanto a Juan de Vega, fue médico personal del Virrey del Perú el conde de Chinchón y también profesor de Medicina en la Universidad de Lima, institución que había sido creada en 1551. Veremos detalladamente como intervinieron estos españoles en la difusión de la quina por España y Europa.

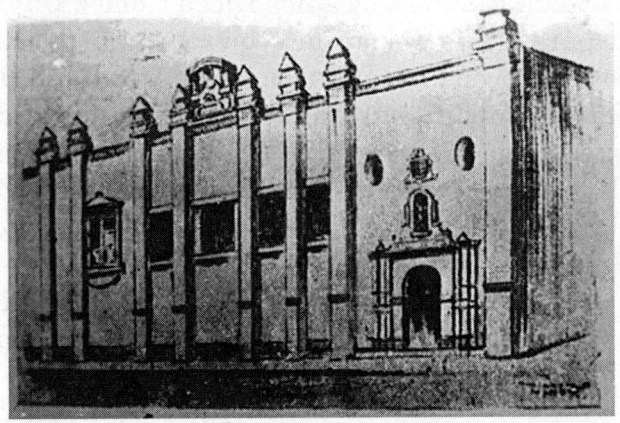

Grabado de la Universidad Nacional Mayor de San Marcos. Lima. Decana de América. (ca. 1551)

Pero Caldera, como decíamos, no nombra en este primer capítulo a los condes de Chinchón ni a su médico de cámara Juan de Vega, refiriéndose únicamente al boticario Gabriel de España y a su botica en Lima que estaba *junto al puente.*

Sin embargo, en el segundo capítulo, entra en detalles y nos dice que la quina había llegado a Sevilla veinte años antes de la mano del doctor Juan de Vega, médico personal del Virrey, que ya la había experimentado con éxito en la Universidad de Lima y que había vuelto a España en 1641 formando parte de su séquito.

Al llegar a Sevilla, y una vez terminado su servicio como médico del Virrey, de Vega se estableció en la ciudad, en la calle de la Borceguinería, en el barrio de Santa Cruz. Había traído consigo una buena cantidad de corteza de quarango[26] que fue proporcionando al boticario de la calle Vizcaínos Diego Gómez Duarte para que la dispensara con receta. Estos datos aparecen en la publicación de Diego Salado Garcés, médico natural de Utrera, catedrático que fue de Método en la Universidad de Sevilla, en su *Apologético discurso* editado en Sevilla en 1678 (López Piñero, 1992 y Rey Bueno, 2015).

El caso es que el Virrey, al llegar a Sevilla sufrió un acceso del paludismo crónico que pa-

---

26 Como decíamos, a la corteza de quina se le llamó de muy distintas maneras en las distintas épocas y publicaciones: quarango, china-china, cascarilla, corteza peruana, polvos de la condesa, polvos del cardenal de Lugo, polvos del doctor Juan de Vega, etc.

decía; sin embargo, Juan de Vega se abstuvo de tratarlo con la corteza de quina, e incluso de mencionar la quina entre los miembros del grupo de médicos que deliberaron sobre la enfermedad del conde. Pero una vez curado este, una de sus familiares enfermó de tercianas y en esta ocasión el doctor de Vega, según nos refiere Caldera, *le administró una dragma[27] del polvo febrífugo en agua o vino caliente,* aunque los resultados no fueron enteramente satisfactorios. En opinión de Caldera de Heredia ...*este caso nos volvió más cautos y mantuvimos el juicio indeciso acerca de la causa por la que, una vez calmado el paroxismo con la recesión del escalofrío, volvía de nuevo, y sobre si esto ocurría en particular en España.* Esta indecisión inicial se convertiría en una auténtica polémica entre defensores y detractores del uso de la corteza de quina que se extendió por toda Europa en las décadas siguientes (Rey Bueno, 2015).

Los jesuitas por su parte, habían llevado a Roma grandes cantidades de corteza de quina, directamente desde su sede en Lima. El padre Juan de Lugo tuvo conocimiento del fármaco en 1632 de la mano del peruano Alfonso de Mexía. Como decíamos más arriba, este jesuita, una vez nombrado cardenal, controló la difusión de la quina en Europa por parte de la compañía de Jesús.

---

27 Las medidas de peso usadas en las boticas en el siglo XVIII eran las siguientes: 1 libra=345 gr, 1 Onza=28,75 gr, 1 Dragma=3,594 gr, 1 Escrúpulo=1,198 gr, 1 Grano=0,049 gr.

Los primeros pasos de la quina en España y Europa en el siglo XVII

El uso de la quina en España en las décadas finales del siglo XVII se constituyó en el centro de las polémicas entre los galenistas y los modernos y revolucionarios «*novatores*». Los primeros, partidarios de continuar con las ideas de Galeno sobre el origen de las enfermedades, continuaban explicando la enfermedad como un desequilibrio de los humores hipocráticos, la sangre, la flema o pituita, la cólera o bilis amarilla y la melancolía o bilis negra; la alteración de las relaciones en el organismo de las cualidades caliente-frío y húmedo-seco a través de los humores, tenían como resultado la aparición de la enfermedad y subsecuentemente les indicaba la terapéutica a aplicar. Por el contrario, los «*novatores*» rompieron con los viejos esquemas galénicos y siguiendo las enseñanzas de Paracelso y sus discípulos consideraban que lo que producía la enfermedad era una alteración química en la sangre y que la nueva medicina que propugnaban se tenía que basar en la observación y experimentación de los fenómenos anatómicos, prácticos y químicos que se producían en el organismo enfermo.

El principal defensor de estas nuevas ideas en España fue Juan de Cabriada a través de su publicación en 1686 y 1687 de la *Carta Filosófica: Medico-Chymica* (López Piñero, 1993: 23).

Con motivo de las tercianas que padeció el conde de Monterrey, Juan de Cabriada discre-

pó profundamente de tres consagrados galenistas en cuanto al método de tratamiento del
enfermo, discrepancias que llevó a la imprenta
en un libro de trescientas páginas que constituyen el punto de partida de este fructífero e
innovador movimiento médico en España. Para
Cabriada, en palabras que recoge López Piñero en su estudio, la corteza de la quina era «*el
mas poderoso febrífugo que hasta ahora conoce-
mos*», *ofrece una explicación iatroquímica de su
acción, consistente en su riqueza tanto de partes*

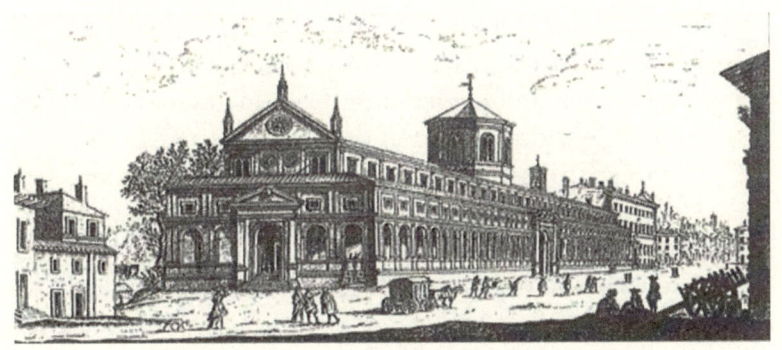

Hospital de Santo Spiritu de Saxia, Roma;
grabado de G.B. Falda (s.XVII)

«*salinas*» *como* «*térreas*». *Por las primeras,* «*des-
truye el ácido fermental, en parte precipitándolo
y en parte fijándolo*»; *por las segundas,* «*vigora y
fortalece las partes de nuestro cuerpo, para que
puedan expeler con más valentía la causa mor-
bífica*».
    Pero en las últimas décadas del siglo XVII la
corteza de quina tuvo muchos detractores en Es-

paña y en Europa como veremos a continuación, siguiendo el magisterio del profesor Guerra Pérez-Carral el cual, en su trabajo clásico *«El descubrimiento de la quina»* (Guerra, 1977), sitúa la controversia en dos escenarios principales: Roma y Flandes. Según este autor, Roma y sus alrededores eran en el siglo XVII un lugar insalubre, donde la enfermedad del paludismo era endémica. Los cónclaves cardenalicios suponían un riesgo elevado de enfermedad y muerte para los prelados que acudían de todas partes del mundo conocido. De hecho, en 1632, cuando se eligió papa a Urbano VIII, murieron de paludismo ocho cardenales y treinta secretarios y altas autoridades de la Iglesia de los que acudieron a Roma. Cuando el cardenal Juan de Lugo, como decíamos más arriba, contrajo la enfermedad tras ser nombrado cardenal en 1643 y fue curado con la quina de los jesuitas, comprendió que el control del nuevo fármaco llegado de América suponía un gran beneficio, para la iglesia romana en primer lugar, así como para el resto de la

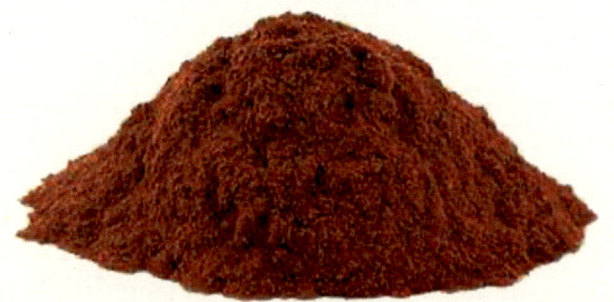

Polvo de quina

humanidad. En consecuencia, en el Hospital del *Sancti Spiritu* y por mediación de su apotecario Puccerini, mandó imprimir en 1651 la *Schedula Romanae* que permitió la difusión por toda Europa de las virtudes, dosis y procedimientos de administración de la quina, denominada entonces *pulvus jesuíticus o pulvus peruvianus*.

En 1663, el médico genovés Sebastián Bado publicó *Corticis Peruviae seu China Chinae* defendiendo el uso de la quina, pero el impulso definitivo lo dio Francesco Torti médico de Módena, que con su obra *Terapeutice Specialis ad Febres Periodicas Perniciosas*, publicada en 1712, fue quien estableció definitivamente el tratamiento de una enfermedad concreta en esos momentos como la fiebre intermitente, con una planta concreta, la corteza de quina.

Sin embargo, la ocupación española de Flandes dificultó la aceptación de la nueva terapéutica en Europa. Según relata Francisco Guerra, con motivo a de presentación en 1641 de la tesis doctoral del flamenco Martin Soers sobre las fiebres tercianas, en un acto en la Universidad de Lovaina presidido por el catedrático de medicina Viscopus F, Pemplius, el doctorando criticó agriamente la medicina española discrepando fuertemente sobre el modo de usar las sangrías en España para el tratamiento de las fiebres intermitentes. Pocos meses después, Tristán de Acuña, médico de los tercios de Cerdeña de guarnición en Lovaina, y posteriormente Pedro Barba, antiguo Catedrático de Valladolid y médico de gran prestigio en los Países Bajos por haber sido médico personal del Gobernador, el Cardenal-Príncipe Fernando de Austria, salieron en defensa del honor de la medicina española. La polémica se substanció en la publicación por parte de Barba del folleto titulado *Verdadera práctica en el tratamiento de las Tercianas (para librar a los médicos españoles de las calumnias)*, contestado por sendos folletos de Soers y Pemplius por un lado y del flamenco Mohy, por otro. La polémica giró entonces en torno a la dieta, las purgas y las sangrías en las tercianas, sin que se nombrara la quina para nada. Pero en 1652 un rival flamenco de Barba, Chiflet, trató en Lovaina de unas cuartanas al entonces Gobernador, el Archiduque Leopoldo de Austria. Utilizó la quina, pero con malos resultados, por lo que publicó el caso concluyendo que la quina no servía para curar permanentemente las fiebres intermitentes como defendía la medicina española y el Hospital del Sancti Spiritu de Roma. La respuesta de Roma no se hizo esperar con una nueva publicación con casos clínicos firmada por Antimus Conygius, pseudónimo del jesuita Honoré Fabre, aunque los flamencos lo atribuyeron al cardenal de Lugo. La polémica continuó durante algunos años hasta que Torti, como decíamos, la zanjó definitivamente en favor de la quina en 1712.

En Inglaterra, el gran clínico Sydenham utilizó la quina masivamente en las epidemias de paludismo que periódicamente asolaban los alrededores de Londres en las décadas de los 60 y 70 del siglo XVII[28] . En su *Epístola responsoria al Doctor Roberto Brady*, publicada en 1675, escribe en el folio 365, que la quina se ha de administrar en las tercianas, especialmente *si no se diere alguna inflamacion interna, u otra cualquier razon o motivo que impida y embarace haberla de administrar*. Sydenham dejó dicho que utilizaba la quina a pesar de los prejuicios que tenían otros grandes médicos de su época por sus efectos secundarios. Él insistía en que no había visto ningún perjuicio tras su administración. Sí que reconoció que había visto algunas recaídas a las dos semanas de interrumpir el tratamiento pero que creía que eso era debido a *la baja saturación de la sangre con el febrífugo*. *La cura por la corteza* -decía- *no requiere purga ni la soporta*. También utilizó la quina en casos de histeria o hipocondriasis, pero reconocía que en esos casos no era tan eficaz como en las tercianas (Sydenham, 1670).

Sin embargo, fue un inglés apellidado Talbor o Talbot, vendedor ambulante y charlatán en los campos de Essex, el que más contribuyó a la difusión por Inglaterra y Francia de los beneficios de la quina. Su historia la hemos recogido del *Cuaderno de Cultura Científica* (CCC), una publicación de la Cátedra de Cultura Científica de la UPV/EHU (Angulo, 2017). Al parecer, Robert Talbot, un aprendiz de boticario, vendió un remedio para las fiebres que se hizo famoso

---

28 Carpena y Soriano, 2023

y que hasta su muerte no se conoció la composición que, por supuesto, entre otras hierbas, contenía los polvos de los jesuitas. Incluso llegó a escribir un libro, titulado *Pyretología,* un panfleto de sesenta páginas en los que relata como se administraba su milagroso remedio. Estando el rey de Inglaterra Carlos II en Essex le mandó llamar, lo incorporó a la corte y le nombró caballero, llegando a ser curado por el ahora Sir Robert Talbot de unas fiebres intermitentes. Su fama llegó hasta la corte de París y acabó siendo protegido de Luis XIV el cual compró la fórmula de su remedio por tres mil luises otorgándole una pensión de por vida. Tal era la eficacia de los polvos de quina que Talbot supo explotar en su beneficio y que, desde las cortes de Inglaterra y Francia, contribuyó sobremanera a la difusión del fármaco por Europa.

Expediciones científicas posteriores al descubrimiento

En el contexto de las exploraciones científicas propiciadas en el Nuevo Mundo por las monarquías de España, Francia e Inglaterra, se inscribe la Expedición Geodésica Hispano-Francesa a la provincia de Quito, en la cual, se pretendía obtener datos geográficos como la longitud de los meridianos en el Ecuador por parte de los franceses Joseph de Jussieu y Charles Marie de La Condamine. Jussie era botánico e informó a la Condamine que estaban en tierras de Loja, donde se había descubierto la quina. Siguiendo estas indicaciones, en 1737, con ayuda de los indígenas, recorrió los bosques cercanos conociendo las plantaciones de quina, lo que le permitió escribir un tratado, *Estudio sobre la quina* que

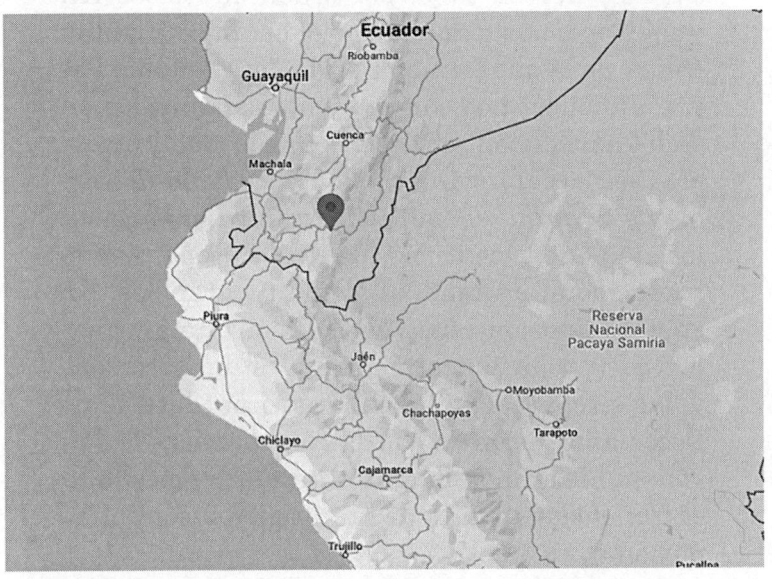

Comarca de Loja al norte de Perú, actual Ecuador

se publicó en 1778 y, según algunos autores, envió la descripción de la planta al sueco Linneo quien la inscribió en su taxonomía como *Cinchona officinalis*[29].

Pero, por supuesto, fueron las expediciones españolas impulsadas por la corona, las que

29 Como veremos a continuación, los autores españoles atribuyen el envío de la planta a Linneo a Celestino Mutis en 1764.

consiguieron mejorar el conocimiento de las propiedades medicinales de la quina, además de establecer las bases para la explotación, distribución y venta de la planta en toda Europa.

Según el profesor Juan Riera, entre 1777 y 1779 se llevó a cabo, por orden de Carlos III, una expedición dirigida por el botánico Hipólito Ruiz y de la que formaba parte José Antonio Pavón Jiménez. Los conocimientos adquiridos en dicha expedición sirvieron para la publicación, en 1792 del libro *Quinología o Tratado del Árbol de la quina* el cual tuvo gran resonancia en los ambientes científicos de toda Europa, siendo traducido al italiano, al alemán y al inglés. En su libro describió siete especies de quina y analizó las propiedades medicinales de la corteza y las preparaciones farmacéuticas derivadas. Pocos años después con la colaboración de Pavón, publicaron la magna obra *Flora Peruviana et Chilensis* también de gran repercusión internacional.

Unos años antes de la referida expedición, José Celestino Mutis y Bossío, un sacerdote licenciado en Medicina, botánico y experto en muchas otras materias, considerado por la Historiografía como un auténtico sabio, fue el que proporcionó a Linneo un ejemplar de quina de Loja en la década de los sesenta. Pero fue a partir de 1791 cuando Mutis se dedicó en cuerpo y alma al estudio del género *Cinchona*, colaborando y discrepando en ocasiones con los estudios de Ruiz y Pavón.

Desde los años sesenta Mutis expuso repetidamente ante la monarquía española la utilidad de la quina desde el punto de vista médico así como del enorme negocio que supondría la comercialización, venta y distribución de la corteza de quina por todo el territorio europeo, al tiempo que estudiaba y clasificaba las distintas especies de árboles existentes tanto en la zona de Loja como en la de Santa Fe. Describió y publicó[30] hasta siete especies distintas: lancifolia, cordifolia, oblongifolia, ovalifolia, longifolia, dissimifolia y parvifolia (Riera: 1994, 17).

El comercio de la quina en los siglos XVII y XVIII

Hasta que a principios del siglo XVIII Torti estableció definitivamente la utilidad de la corteza de quina o cascarilla en el tratamiento de las fiebres tercianas y cuartanas, en Europa no hubo una aceptación universal de la eficacia del fármaco. Sin embargo, en España, como hemos relatado, durante la segunda mitad del siglo XVII, se utilizó masivamente la quina salvando infinidad de vidas.

Estas primeras remesas de corteza de quina empezaron a utilizarse en Sevilla como ya hemos comentado en 1642. Caldera de Heredia nos refiere en su libro el uso de la quina por parte del médico personal del conde de Chinchón una vez

---

30 Su obra póstuma, *El Arcano de la quina*, vió la luz en un tardío 1828 gracias al esfuerzo del editor Hernández de Gregorio.

establecido en Sevilla. El propio Caldera acabó convencido de su utilidad, así como Miguel de Heredia, catedrático de Prima de Medicina de Alcalá de Henares el cual, cuando abandonó la universidad y entró a formar parte del gabinete médico real desde 1643, escribió a favor de la quina y la utilizó en su práctica privada. Por su parte, Diego Salado Garces, catedrático de Terapéutica en la Universidad de Sevilla escribió dos folletos favorables al uso de la quina a la que llama *quarango* en 1678 (*Apologético discurso*) y en 1679 (*Estaciones médicas*). Salado Garcés ya vimos que fue testigo, en virtud de su profesión de catedrático de Terapéutica, de la llegada a España del primer cargamento de quina y su distribución *libra a libra* por parte del boticario Diego Gómez Duarte (Guerra, 1977). Él mismo la utilizó profusamente en todo tipo de enfermos, incluso en embarazadas, discutiendo en sus folletos las ventajas y desventajas del producto, la utilización simultánea de sangrías y otras cuestiones médicas de interés.

Así pues, los tratamientos en España de la segunda mitad del siglo XVII prueban la existencia de un comercio no reglado de la quina, que se prestaba a la existencia del contrabando del producto e incluso a la falsificación del mismo, lo que podría explicar el fracaso del tratamiento al que se acogieron los detractores de la quina en estos primeros años.

Desde el principio del siglo XVIII, numerosos informes señalan la necesidad de estancar[31] el

---

31 Establecer un monopolio por parte de la corona.

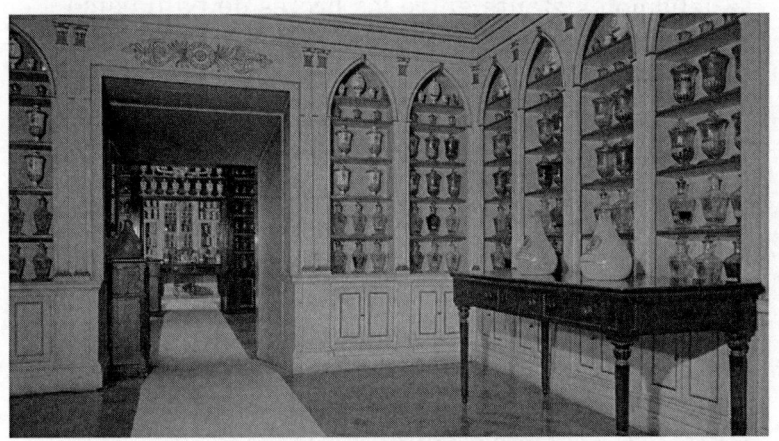

Interior de la Real Botica. Palacio Real. Madrid

comercio de la quina, su conducción a España con las debidas condiciones y su almacenamiento en la Real Botica en Madrid para, desde allí, distribuirla a España y Europa.

La desecación en origen de la corteza de quina era esencial para que conservara perfectamente sus propiedades terapéuticas, así como las adecuadas condiciones de transporte por tierra hasta los puertos del Callao y Guayaquil y posteriormente su llegada a España por mar a través de Cádiz y Sevilla.

El grupo de trabajo del profesor Riera en Valladolid ha estudiado exhaustivamente el comercio indiano de la quina recabando datos de la historiografía española y ampliándolos con datos inéditos del Archivo de Simancas, el de Indias y el del Palacio Real de Madrid. Una de sus primeras conclusiones, consiste en el paralelismo existente entre los brotes de paludismo en la España del siglo XVIII y la intensidad del comercio y del consumo de quina que reflejan esos estudios.

Una segunda conclusión pone de manifiesto la discrepancia entre las cantidades de quina sometidas al supuesto monopolio de la Real Botica frente a las mucho mayores cifras de consumo en España y sobre todo en Europa, lo cual demuestra el alto volumen de comercio fraudulento llevado a cabo, no solo por parte de los fletes españoles sino también y en gran cantidad por parte de las monarquías francesa e inglesa. Los datos oficiales varían entre las 2.036 arrobas llegadas a España en 1769 hasta las 15.000 arrobas de 1791 o las 250.000 libras de 1794 (Riera,1994). Para un estudio más detallado, se pueden consultar los datos aportados por Dora León Borja en su trabajo *Algunos datos acerca de la cascarilla ecuatoriana en el siglo XVIII* [32].

No fueron infrecuentes, según el profesor Riera, los regalos de importantes cantidades de *cascarilla* que la monarquía española hizo a otras monarquías europeas. Desde la Real Botica salieron numerosos cargamentos de quina hacia las cortes de Nápoles y Toscana a partir de 1770. También hacia Cerdeña y hacia el Ducado de Parma entre 1772 y 1782, así como numerosos presentes a las legaciones internacionales en España.

---

32 Riera, 1997: 83

Por último, destacaremos que Carlos III procuró durante su reinado, que la Real Botica repartiera ingentes cantidades de quina en concepto de beneficencia coincidiendo con los graves brotes de tercianas que acontecieron a lo largo de la segunda mitad del siglo XVIII y especialmente en la década de los 80. Los envíos se hacían a los hospitales militares, a los gobernadores, y, en el caso de las villas y ciudades a través de los obispados. Volveremos sobre esta cuestión cuando analicemos los brotes de paludismo en el Reino de Murcia.

Sección tercera, donde se refieren las sucesivas epidemias de paludismo que sufrió el antiguo Reino de Murcia en el siglo XVIII, así como los trabajos de los autores contemporáneos que se ocuparon de las mismas

Aunque el objeto de este libro es estudiar el uso de la corteza de quina en el antiguo Reino de Murcia en el siglo XVIII, nos parece necesario que hagamos una recopilación de lo publicado en nuestra historiografía regional sobre las epidemias de fiebres palúdicas que acontecieron a lo largo del siglo en nuestras villas y ciudades, además de las aportaciones que aquí haremos de datos inéditos sobre esta cuestión fruto de nuestras propias investigaciones.

Los hermanos Peset, en su artículo *Epidemias y sociedad en la España del Antiguo Régimen* (Peset, 1978), definen el siglo XVIII desde el punto de vista sanitario como el «siglo de las fiebres» por contraste con el apelativo universal de «Siglo de las Luces».

Efectivamente, entre la última epidemia de peste en Marsella en 1720, la enfermedad epidémica por antonomasia del siglo anterior, y la aparición de la terrible fiebre amarilla a principios del siglo XIX, el siglo XVIII se caracterizó por la presencia de todo tipo de fiebres, epidémicas o por brotes, que se diagnosticaban por toda Europa, las cuales se acompañaban de multitud de adjetivos que reflejan los avances de las técnicas diagnósticas y de los conocimientos de los médicos ilustrados. Las fiebres se clasificaban en pútridas, propias del periodo estival y que se corresponden con la fiebre tifoidea y el tifus exantemático y las catarrales con las llegadas del otoño y los primeros días del invierno y que hoy día identificamos con la tuberculosis, gripe, neumonías bacterianas y víricas, etc. para, a mitad del siglo, tomar el relevo las fiebres tercianas y en menor medida cuartanas, propias, según ahora sabemos, de los constantes brotes de paludismo que tenían lugar en Europa y especialmente en nuestro país en las zonas de la cuenca mediterránea.

Si repasamos el índice de capítulos del famosísimo libro de Andrés Piquer *Tratado de las calenturas según la observación y el mecanismo* (Piquer, 1751), vemos que el libro trata de las calenturas ardientes, sinocales, malignas, semitercianas, cotidianas o mesentéricas, diarias, tercianas y cuartanas. O sea, se habla de las características del síntoma fiebre, pero no se entra en el terreno etiológico, esto es, el de las causas. Hay que tener en cuenta que en ese momento no se conocía la existencia de los agentes patógenos, más allá de la suposición de unos etéreos miasmas o de la supuesta putrefacción del aire como causa de las enfermedades. De hecho, en Italia, a la fiebre terciana, frecuente en el área de Roma, la llamaron malaria de *mal'aria* (mal aire o corrupción del aire).

Según Castejón Porcel, en el siglo XVIII, el paludismo se manifestó con mayor fuerza en toda la costa mediterránea desde Murcia hasta los Pirineos (especialmente en Valencia y Cartagena) y en la zona central de la península en La Alcarria y en el Campo de Calatrava (Castejón Porcel, 2015). Entre las causas que se invocan para explicar el aumento del paludismo en España en la segunda mitad del siglo XVIII, figura en primer lugar el incremento en el cultivo del arroz en las inmediaciones de los pueblos y ciudades. A partir de los comienzos del reinado de Carlos III sobreviene un aumento marcado de los precios agrícolas lo que favorece el desarrollo de las plantaciones de arroz que se hacen muy productivas. Las grandes extensiones de aguas en los arrozales favorecieron la proliferación de larvas de mosquitos y el aumento desproporcionado de casos de tercianas con respecto a épocas anteriores. A esto contribuyó la miseria, falta de higiene y la deficiente alimentación de los habitantes de estas zonas, valencianas principalmente, con lo que la enfermedad se cebaba especialmente en estos sectores deprimidos de la sociedad.

No siempre fueron los arrozales los causantes del desarrollo del paludismo. En el Reino de Murcia, la presencia de zonas encharcadas como almarjales en el caso de Cartagena, o de zonas inundadas tras los grandes episodios de lluvias torrenciales como en los casos de Yecla, Caravaca, Almansa y Fuente Álamo de Murcia, contribuyeron especialmente al desarrollo de los sucesivos brotes de la enfermedad junto a los campos de cultivo de arroz en la Vega de Molina del Segura, el Valle de Ricote y otros lugares de la huerta de Murcia.

Para un análisis pormenorizado del paludismo en el resto de España véase el estudio citado de Castejón Porcel y la extensísima bibliografía existente sobre el paludismo en la Región Valenciana.

En lo que se refiere a Murcia, las epidemias de paludismo en el siglo XVIII a las que aludimos en este trabajo han sido estudiadas por diferentes autores a los que haremos mención a continuación y en los que basaremos nuestro estudio de conjunto.

El paludismo en Cartagena en el siglo XVIII

Nos referiremos en primer lugar a las fuentes impresas entre las que destaca el libro de Joaquín de Villalba *Epidemiología española*[33], parte del primer intento de un autor español por escribir una monumental Historia de la Cirugía y Medicina española en 12 tomos que dejó

---

33 *Epidemiología española ò Historia cronológica de las pestes, contagios, epidemias y epizootias que han acontecido en España desde la venida de los cartagineses hasta el año de 1801.* Obra en dos volúmenes publicada en Madrid en 1802 en la imprenta de Mateo Repullés.

inacabada. Villalba era un cirujano, amigo y discípulo de Antonio Gimbernat, favorecido por el Conde de Floridablanca y luego por Godoy en su intento de coronar su pretendida obra historiográfica de la medicina española.

En este volumen de epidemiología, el autor hace un estudio cronológico de las epidemias que tuvieron lugar en España desde el año 1.800 (a. de C.) hasta el momento de la publicación en 1802. El último capítulo del libro se corresponde con el relato del siglo XVIII y en él, se hace especial mención de los brotes de paludismo que asolaron Cartagena entre 1700 y 1800.

Otra fuente importante a este respecto es el libro del cartagenero Martín Rodon y Bell, médico del Real Hospital de Cartagena y secretario de la Academia médico-práctica de la ciudad, con el título *Relación de las epidemias que han afligido a la ciudad de Cartagena*, publicado en la imprenta de Pedro Ximénez en 1787. En los dos primeros capítulos de la obra, Rodón nos describe la ciudad de Cartagena y las epidemias ocurridas desde 1737 hasta 1786, con especial atención a la del año 85 en la que tuvo importante participación profesional. El segundo capítulo, sobre *Las causas de estas epidemias,* tiene gran interés para evaluar los conocimientos que un médico español de primera línea, tenía sobre la etiología del paludismo en aquellos tiempos. Al resto de capítulos del libro, de contenido estrictamente terapéutico, haremos mención en otros lugares de nuestro trabajo.

Sobre las fuentes manuscritas, y en lo que se refiere a Cartagena, tenemos a nuestra disposición las actas capitulares de la ciudad, transcritas parcialmente y publicadas en 1951 por el que fue cronista de Cartagena don Federico Casal Martínez (Casal, 1951) y vueltas a publicar en 1981[34].

En cuanto a los trabajos bibliográficos, desde mediados del siglo XX hasta la actualidad, diversos historiadores de la medicina murciana se han ocupado con gran acierto y exactitud de los brotes epidémicos de paludismo que ocurrieron en Cartagena a lo largo del siglo y, especialmente, del brote del año 1785 el más mortífero y catastrófico de todos. Concretamente, Carlos Ferrándiz Araujo, traumatólogo y académico de número de la Real Academia de Medicina y Cirugía de la Región de Murcia se ocupó con gran acierto de la epidemia de 1785 y de las infraestructuras sanitarias de Cartagena (Ferrándiz Araujo, 1981,1982, 2002). Por su parte, Pedro Marset, catedrático emérito de Historia de la Medicina de la Universidad de Murcia y José Miguel Sáez, actual catedrático de esta disciplina, han publicado innumerables trabajos sobre la medicina de la Ilustración en Murcia, el paludismo, y las profesiones sanitarias en el siglo XVIII.

Recomiendo al lector interesado acudir a este importantísimo legado histórico y bibliográfico

---

34 En *De Historia Médica Murciana. II Las Epidemias,* Academia Alfonso X el Sabio. Murcia 1981. Eds. Torres Fontes, Casal Martínez, Mula Gómez, Ayala y Marset.

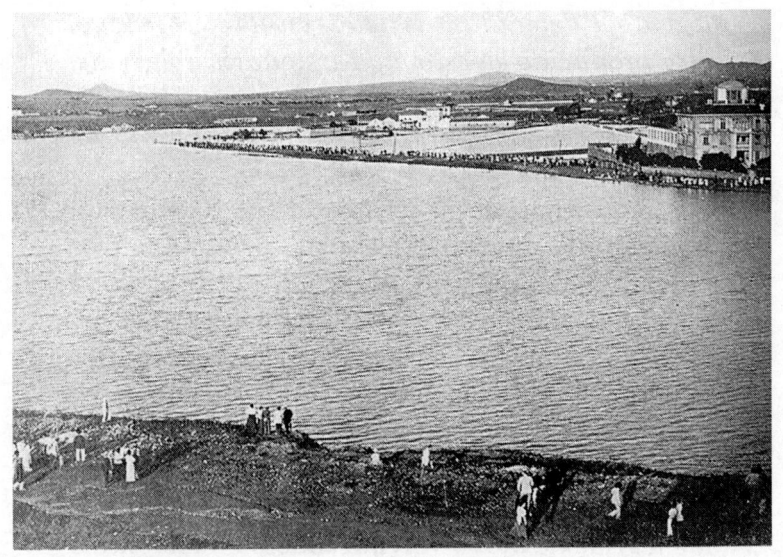

El Almarjal. Cartagena antigua (WordPress.com)

para conocer de primera mano los brotes palúdicos de Cartagena y especialmente el del año 1785 y su interpretación por la historiografía actual.

Por mi parte trataré de aportar algunas cuestiones no publicadas o publicadas parcialmente y que, estimo humildemente, ayudarán a un mejor conocimiento de estos terribles episodios de nuestra historia.

Según el proto-epidemiólogo Joaquín Villalba, en 1637, la ciudad de Cartagena sufrió un fuerte brote de epidemia tercianaria cuyo origen estuvo en la laguna del Almarjal. Este autor, citando a Martín Rodón nos dice que *desde aquel tiempo se ha observado que siempre que el invierno ha sido húmedo y la primavera y estío lluviosos, detenidas las aguas en el referido lago, han producido en esta ciudad iguales dolencias, siendo los primeros pacientes los más vecinos y particularmente los religiosos del convento de San Francisco (Rodón, 1787: 180).*

Efectivamente, en aquel brote de 1637, según Rodón, fallecieron cuatrocientas personas en los barrios inmediatos al Almarjal, entre ellas 25 religiosos del convento de San Diego y en 1727 y desde entonces, los facultativos municipales consideraron que la corrupción de las aguas del Almarjal ocasionaban los brotes de enfermedad en el otoño por lo que se ordenó al desagüe de la laguna repetidas veces para evitarlo, aunque las lluvias de otoño volvían indefectiblemente a inundarla año tras año.

Villalba reseña brotes epidémicos en Cartagena en los años 42, 43, 60, 63 y 64, 71, 72 y 78. En el brote de 1764, refiere la muerte de 2.267 personas en la ciudad y sus hospitales y en el de 1768, la de otras 2.481, citando el libro mencionado de Martín Rodón.

Porque efectivamente, es la obra de Martín Rodón la más completa y directa sobre el paludismo en Cartagena, especialmente al informarnos sobre el brote más grave de los acontecidos en la ciudad en el siglo XVIII, cuál fue el de 1785. Es interesante que nos detengamos en los conocimientos sobre la etiología de las fiebres tercianarias (paludismo) que disponían los médicos de la época. Rodón, en el segundo capítulo de su libro no duda en afirmar que es el aire pestilente de las aguas corrompidas del Almarjal el causante de la enfermedad mediante un mecanismo que describe así:

Faltando pues el movimiento a estas aguas, circunstancia precisa para conservarse en su estado natural, y girando el sol sus ardientes rayos sobre ellas, es preciso que se siga una rarefacción poderosa en el ayre que se encuentra en ellas; como enrarecido este necesite más lugar, se sigue en el mecanismo o textura de aquel elemento una gran desunion de sus partes, formandose ciertas ampollitas (permitaseme este physico modo de discurrir) que muchas de ellas se notan en su superficie y llamamos espuma, y otras muchas se elevan a el ayre que llamamos atmosferico: estas ampollitas, que los Médicos suelen crismar con el nombre de Miasmas, siendo su superficie agua, incluyen aquel ayre enrarecido donde hay multitud de insectos y por eso, cuando el agua se encuentra en este estado, arroja de si fetidez, que consiste en la percepción que hace nuestro olfato de aquellas bejiguillas o miasmas que emanan del agua: estos miasmas, percibidos en el cuerpo humano por la aspiracion llegan al pulmon... (y) quedan pegadas a las tunicas (superficie) de que se componen las vesiculas (alveolos[35]) de esta entraña... hasta que se produce una multitud de congestiones y obstrucciones de la sangre en los globulos (circulación pulmonar) de este tan precioso organo de la respiracion. (Rodón, 1787: 29)

Se apoya el Dr. Rodón en sus afirmaciones sobre la patogenia de la enfermedad en los estudios necrópsicos de pacientes fallecidos que él mismo presenció cuando a continuación refiere que... *observé en todos los cadáveres que en mi presencia se anatomizaron, la particularidad de*

---

35 Para un mejor entendimiento, me he permitido «traducir» algunas denominaciones al lenguaje científico actual.

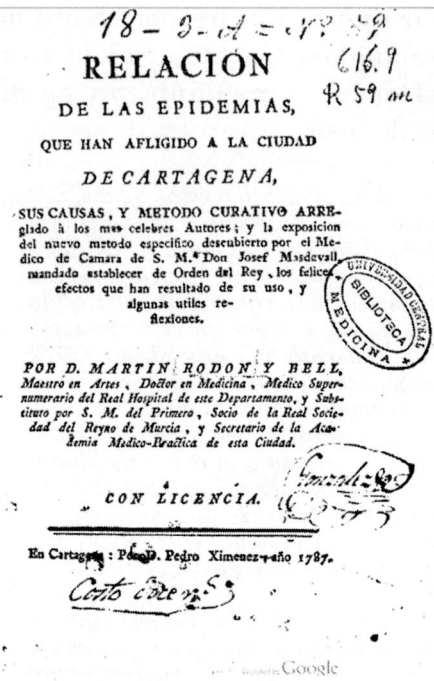

obstrucciones y congestiones de líquidos en los globulos del pulmón.

De la lectura de estos textos, así como de las fuentes manuscritas que cita y transcribe Ferrándiz Araujo en sus publicaciones, se deduce que los médicos de la época tenían claro que la mala calidad del aire originado en las zonas pantanosas junto a la falta de ventilación, el hacinamiento, la pobreza, la falta de higiene y la malnutrición contribuían al desarrollo de las tercianas, agudizándose estas condiciones en los lugares cerrados como cárceles, cuarteles y los propios hospitales.

Portada del libro de Rodón y Bell sobre las epidemias en Cartagena (1787)

Volveremos más adelante sobre los tratamientos utilizados en esta grave epidemia y la contribución del método Masdevall, inventado por el Inspector de epidemias nombrado por el

Rey don José de Masdewall, a la curación de miles de pacientes.

La finalización de la epidemia la certificaron los médicos municipales don Benito Sáez y don Isidoro González, médicos primero y segundo de la ciudad de Cartagena, en un documento fechado el 5 de diciembre de 1785 en el que refieren *que el estado actual de las Enfermedades de Tercianas se halla muy minorado a beneficio de la anticipacion de lluvias y frios del Norte que se han experimentado... los exponentes saben por noticias de los demas Facultativos que se hallan con igual menor número de Enfermos*[36].

Caravaca y la crisis de 1802

En las fuentes impresas y publicaciones que hemos manejado no hemos encontrado referencias a brotes de paludismo en Caravaca antes de 1802. En ese año, según publicó Gregorio Sánchez Romero en la introducción a un estudio sobre el cólera en esta población en el siglo XIX, figura en las Actas Capitulares el relato de un brote de tercianas que comenzó en agosto y terminó a mitad de septiembre con un número de afectados en torno a 790 (Sánchez Romero, 2005). Aunque las fechas pertenecen ya al siglo XIX, nos ha parecido interesante incluirlo en nuestro estudio por disponer de algunos datos adicionales inéditos fruto de nuestra investigación.

---

36 Informe Diputados. Excmo. Ayuntamiento de Cartagena. Archivo General, Caja N.176 Pág. 4.

En las actas de ese año[37], se hace referencia a una *epidemia de tercianas* ocurrida en la localidad en 1785, sin embargo, hemos acudido a las Actas Capitulares y hay muy pocas en la segunda mitad de ese año y no se hace referencia a tercianas ni epidemia de ningún tipo[38].

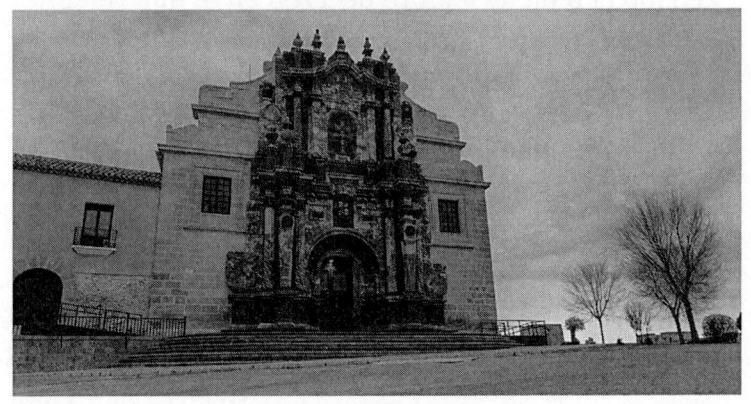

Real Basílica de la Vera Cruz de Caravaca
(Antigua iglesia de Santa María la Real)

En el pleno del Ayuntamiento de Caravaca del 7 de agosto de 1802, se presentó un escrito de don Rafael Soriano Laguna, médico titular del Ayuntamiento de la villa, que había dirigido a don Ignacio Mariano de Mendoza, Gobernador y Capitán a Guerra de la Villa de Caravaca y que este redirigía al pleno del Ayuntamiento. En el escrito el facultativo denunciaba el excesivo número de cadáveres que se enterraban diariamente en la Iglesia de Santa María la Real,

---

37 Archivo Municipal de Caravaca: AMCAR Leg.1- L 53
38 AMCAR S-1_L-46

apilados en los últimos años en sepulturas de escasa profundidad y cubiertos algunos con solo un palmo de tierra. Denunciaba así mismo las emanaciones pestilentes que se veían obligados a respirar los que acudían a misa a la iglesia, así como los vecinos de las inmediaciones de la misma. Solicitaba la prohibición de enterrar más cadáveres y la construcción de un cementerio nuevo en las afueras de la población[39]. En un primer *otrosí* del escrito esgrimía razones de peso en favor de su petición:

> *Notoria es la grande epidemia de tercianas que aflige a los moradores de los doce partidos del Campo de esta Villa, dado que solo en el de Archivel se regulan más de Quinientos enfermos los que se hallan invadidos de ellas, siendo bastante perniciosas pues solo en el día de ayer cuatro del presente agosto, trajeron de el cuatro cadáveres, mayores y pequeños.*

Continúa el médico alertando con la posibilidad de que las tercianas, hasta el momento benignas, pasaran a ser pútridas con el consiguiente aumento de la mortalidad agravando el problema de los enterramientos.

En un segundo *otrosí* informa de que:

> *la mayor parte de los que padecen el mencionado afecto de tercianas así en el Campo de esta Villa como en su población son los miserables que no tienen para costear su preciso alimento ni la quina para cortarsela... a lo que se agrega la escasez que se experimenta de este específico.*

---

39 El exceso de enterramientos en las parroquias constituyó un problema común a toda España a comienzos del siglo XIX.

Llamo la atención del lector sobre la expresión *la quina para cortársela,* lo que en mi opinión ejemplifica la fe que los facultativos tenían en ese momento en la eficacia de la quina en el tratamiento de la enfermedad. En otro lugar del libro analizaremos cómo fue variando tanto el uso como la confianza de la clase médica en el fármaco. Con respecto a la escasez de quina, en el mismo pleno se acordó solicitar a la Corona que *como en otras ocasiones*[40] *se ha experimentado, se digne surtir de aquel específico en la cantidad y porción que fuese de su agrado.*

La cuestión de los entierros motivó un enconado conflicto con el párroco y teniente de la parroquia, ya que el resguardo de la salud pública que alegaban los médicos y el Ayuntamiento, chocaba con la pérdida dineraria de la Iglesia de los derechos de entierro. El asunto acabó con la confiscación de las llaves de las iglesias y el arresto e imposición de pena de unos días de cárcel para el enterrador Blas Ferrer, por hacer caso omiso a los decretos del Ayuntamiento de no seguir enterrando cadáveres en las iglesias. En el pleno del 20 de agosto se ordena que comparezcan los tres médicos de la Villa, a saber, el titular don Rafael Soriano, don Pedro Salinas y don Camilo Molina los cuales vuelven a manifestar que los enterramientos en la Iglesia Parroquial, en Santa María la Real y en las ermitas de la población son perjudiciales para

---

40 Lo que nos indica, probablemente, que hubo brotes palúdicos anteriores aunque desconocemos cuando se produjeron.

la salud pública. Consideran que la utilización provisional del Campo Santo del Hospital de la Villa tampoco es el lugar apropiado y que se precisa se construya un cementerio en sitio elevado donde las fosas tengan al menos 10 varas de profundidad. Se les consultó en el pleno sobre la evolución de la epidemia y los médicos se comprometieron a emitir un informe tras hacer consultas entre ellos. El informe se presentó el 24 de agosto. En él decían que era preciso dar salida a las aguas estancadas que había en los campos de Caravaca como Archivel, Tarragoya, La Almudema y Encarnación. Aconsejan así mismo que:

...se hagan grandes ogueras alrededor de estos sitios pantanosos para purificar el aire. Que se amontonen y quemen los muchos sapos e insectos que hay o resulten en dichos sitios desaguados o ya secos. Que se prohiva a los Barveros y Sangradores y generalmente a todos el ejercicio de la medicina y cirugia de cuyo abuso por la ignorancia de los que se entromete en propinar medicinas y remedios que no entienden se experimenta malignarse las enfermedades que de si son benignas.

Continúa el informe solicitando un médico y un oficial de botica establecidos en los campos para dar un servicio más cercano, además de las medidas habituales de higiene pública y privada.

El día 3 de septiembre emiten los médicos un nuevo informe destacando la persistencia de la enfermedad de tercianas incluso con un aumento significativo del número de enfermos lo cual lo justifican por *la resistencia y horror que tie-*

nen a tomar el especifico de la quina unos, otros por el entretenimiento a usar de remedios empíricos, el mayor número de ellos irracionales, También por no ser dicho específico de la quina en el día de buena calidad y porque la que se halla de esta clase les cuesta excesivo precio. Simultáneamente y tras muchas discusiones con el clero, se decide en este Ayuntamiento bajar la Santísima Cruz en Rogativa por la epidemia el día 13 de septiembre.

A la petición que se había hecho el 8 de agosto a la Real Botica de que se enviara quina de buena calidad, contesta el secretario del Sumiller de Corps Pedro Navarro con un oficio de 12 de septiembre desde Barcelona donde se encuentra la Corte, ordenando el envío al Ayuntamiento de Caravaca de *25 libras[41] de quina, las cinco en Polbo para que más prontamente puedan usarse y las veinte restantes en Rama* y que el Ayuntamiento encargue a personas de su confianza para que recojan la quina en Madrid.

Hubo que esperar al pleno del 21 de octubre para que se diera cuenta de la llegada de la arroba de quina de la Real Botica y se dieran instrucciones para el inmediato reparto entre los pobres bajo la supervisión médica[42]. Sin em-

---

41 Una libra:11,5 Kg. equivalente a una arroba de peso.
42 La quina gratuita para los pobres llegó tarde. Pero, además, hemos localizado una Real Disposición enviando cuatro arrobas de quinina al obispado de Murcia-Cartagena, para -*la enfermedad estacional de tercianas que se padecen en nuestros pueblos de esa Diócesis*- acompañado de una carta dirigida al obispo y firmada en Valencia por el Secretario de Estado Pedro Cevallos el 28 de noviembre de 1802, un mes después de la llegada de las 25 libras a Caravaca. (AOC

bargo, a estas alturas la enfermedad declinaba y en el primer pleno de noviembre figura una carta del Consejo de S.M. de 2 de noviembre en respuesta a una petición del Ayuntamiento de 10 de septiembre donde se solicitaba permiso para disponer de fondos públicos para el socorro de los tercianarios pobres. En la carta se indicaba que *si continuase en ese Pueblo y en sus doce Diputaciones o Cortijadas dicha epidemia de Tercianas* se otorgaba permiso para disponer de tres mil reales de propios *y otros cuatro mil del fondo del Posito de la Villa de Hellín... en calidad de reintegro.* Así mismo se dan instrucciones para dividir el pueblo en cuarteles o barrios, llevar un listado de los beneficiados y las respectivas cantidades y encargar el reparto a personas de la confianza del Alcalde Mayor.

Pero la epidemia había acabado. El balance final que hace el Ayuntamiento es de 404 afectados en el pueblo y 835 en los doce partidos del campo, aunque no queda claro si se refiere a los enfermos socorridos con la quina real y el dinero de propios o al conjunto de los enfermos. No se informa del número de los fallecidos.

En el informe final de los médicos al Ayuntamiento se describen las medidas higiénicas que se habían tomado, destacando el vaciamiento de embalses, charcas, piletas para cocer esparto y balsas del cáñamo. También se prohibió a los barberos que actuaban en los campos que sangrasen a los enfermos en los que predominaran

sección número 8, caja 3, documento 30 de 1802)

los *síntomas de putrefacción,* y lo explican porque creen que *era* (como) *un veneno cada sangría que ejecutavan conduciendo a los Pacientes al Sepulcro.* Esta radicalidad por parte de los médicos con respecto a negar la utilidad de las sangrías e incluso a considerarlas peligrosas para la salud, supone un cambio con respecto a la opinión de la clase médica a lo largo del siglo anterior, y llama la atención que este cambio lo personalicen los médicos rurales que firman el informe.

De igual manera nos llama la atención las referencias que hacen a la práctica de autopsias por parte del médico titular Don Rafael Soriano Laguna y que describen así:

> *La Diseccion Anatomica practicada por el Médico Titular en once cadaveres de Parbulos, Adultos y Viejos de ambos sexos manifestó una gran cantidad de Humor bilioso verde y corrompido en el estomago e intestinos; y en siete cadaveres bastantes lombrices redondas y largas, muchas en el estomago de algunos y otras en los intestinos tenues.*

A continuación exponen el método que siguieron para la curación de los enfermos:

> *...en aquellos a quienes desde el principio se manifestaba atacada la vida en su origen y se observaban sintomas de Sopor, letargo, Colera morbo, Cardialgia u otro semejante se usaba una curacion corta dandoles quina en cantidad, asociandola con la Contrahierba Serpentaria, Valeriana silvestre, Alcanfor y aplicandoles al mismo tiempo Sinapismos, Ventosas, Cantaridas y demas excitantes de la sensibilidad e irritabilidad del Sistema nervioso*[43].

---

43 AMCAR, Leg. 1, L 53, 1017

Se trataba de los casos más graves y el objetivo del tratamiento era que recuperaran la conciencia pues la afectación del sistema nervioso la consideraban síntoma de muerte inminente. Si la terciana no presentaba signos de malignidad, o estaba en sus comienzos y con el paciente consciente, recurrían a purgas y vomitivos para tratar de que expulsaran *una buena porción de bilis degeneradas y corrompidas y no pocos bastante número de lombrices* para a continuación administrarles la quina con lo que solían recuperarse.

Las recidivas eran frecuentes y los facultativos la explicaban por diversas causas. La miseria y mala alimentación de los más pobres; la rápida incorporación a las tareas del campo por parte de los agricultores convalecientes que no podían abandonar sus campos y, en tercer lugar, la labor de persuasión que ejercían los barberos sobre la gente diciéndoles que la quina los abrasaba y que lo que necesitaban era refrescarse y sangrarse. Estas rivalidades con los cirujanos y barberos las hemos visto en las actas municipales de otros pueblos de Murcia.

Lorca en 1786

No nos cabe ninguna duda de que Lorca y su término municipal sufrieron multitud de brotes de tercianas a lo largo del siglo XVIII, pero no hemos sido capaces de identificarlos en las fuentes escritas ni en publicaciones contemporáneas a excepción de los datos de la epidemia del otoño de 1786 que presentamos aquí.

En las actas capitulares de 9 de septiembre de 1786 se da cuenta de la real orden por la que se manda que se ponga a disposición del obispo de la diócesis *porcion de buena quina para que se distribuya a los vasallos pobres enfermos* de tercianas, Con este motivo la Intendencia a través del Contador de la misma, solicita que se le haga llegar el número de enfermos que hay en la ciudad y su término. Se encarga al regidor Ginés Nicolás de Moya que se informe de los médicos del número de pacientes para hacer la previsión de quina a administrar.

Hemos de hacer notar que las estadísticas de enfermos de las que disponemos, de este y otros pueblos, hacen referencia al número de enfermos pobres, a efectos del reparto gratuito de quina, pero no a los números totales del brote epidémico.

En el siguiente pleno, el citado regidor informa que en la actualidad hay cuatro mil personas enfermas, *las más de ellas con el accidente pernicioso de tercianas* según la certificación presentada por Gerónimo Muxica y Armengol y por Juan Pallarés García, ambos médicos titulares. A continuación se inserta en las actas de este día un oficio impreso del conde de Campomanes, Gobernador del Supremo Consejo de Castilla, de fecha 25 de agosto y dirigido a la Intendencia donde se ordena que se aplique el procedimiento para todos los pueblos del antiguo reino de Murcia a la hora de repartir la quina por parte del obispado y previo informe de los afectados pobres y seguimiento del reparto, de tal manera que la orden a la Real Botica la da el Rey, la ejecuta la Intendencia y la dispensación corre a cargo del obispo de la diócesis.

También aparece el informe del regidor Ginés Nicolás de Moya *en cumplimiento de lo mandado, haviendome informado de los dos médicos nombrados por V.I. para la asistencia de los hospitales, carceles y demas enfermos pobres asi del pueblo como de su Campo y Guerta resulta haver en toda la jurisdicción cuatro mil enfermos...* A continuación figura el informe original de los médicos, de su puño y letra y en los mismos términos expresados por el concejal y, añaden *...de cuio considerable número de enfermos son pocos los que han fenecido.*

En el acta de 7 de octubre se solicita a los médicos que especifiquen, de entre los cuatro mil enfermos, cuántos han sanado y cuántos han fallecido además de establecer un listado individual de enfermos con sus circunstancias por parte, no solo de los médicos titulares sino también de todos los médicos de la ciudad. Se trasluce un deseo de control exhaustivo de pacientes a la hora de repartir un tratamiento escaso y de gran valor. Sin embargo, el referido informe ya no aparece en las actas del resto del año ni en los primeros meses de 1787, probablemente porque no se pudieron recoger los datos con exactitud dada la dispersión de los pacientes.

Fuente Álamo

El paludismo en el XVIII y XIX ha sido estudiado recientemente por el geógrafo Gregorio Castejón Porcel en un magnífico trabajo publicado en la Universidad de Alicante (Castejón Porcel, 2015), por lo que remitimos al lector al mismo; sin embargo, presentaremos aquí un breve resumen de los datos más significativos. Según el profesor Castejón, hasta 2015, *solo las zonas arroceras de la Ribera del Segura y El Armarjal de Cartagena habían sido identificados como focos palúdicos de primer orden en el territorio murciano*, por lo que las investigaciones en Fuente Álamo, que sitúan los brotes palúdicos del XVIII en 1753[44] y 1770, venían a completar en ese momento la distribución de la enfermedad en Murcia.

En cuanto a las causas ambientales de la aparición de la enfermedad, se localizan en la Rambla de Fuente Álamo, un colector importante del Campo de Cartagena, cuyo cauce atraviesa la población y que en épocas de lluvias torrenciales contribuye a la permanencia de zonas encharcadas propicias para el desarrollo de las larvas de los mosquitos causantes de las tercianas.

En el acta de 16 de junio de la ciudad de Lorca que cita Castejón, se hace referencia a estas charcas de Fuente Álamo donde se dice que está el origen de las tercianas y *que de algunos años a esta parte han muerto muchas personas.* Se soli-

---

44 AMM, Legajos de Aguas. Leg. 3944 (13)

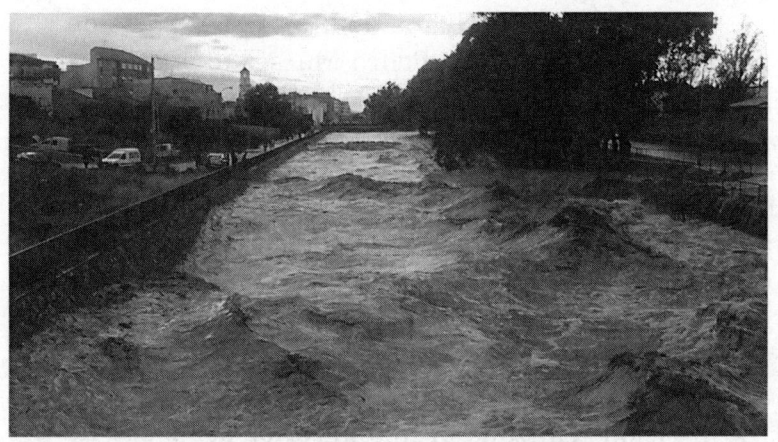

Rambla de Fuente Álamo en septiembre de 2012

citó permiso de desagüe de las lagunas o charcas y fue concedido por los concejos de Lorca, Murcia y Cartagena de donde dependía el lugar de Fuente Álamo, aunque habría que esperar hasta el siglo XIX para que culminaran las obras de desecación. Desgraciadamente no se citan en el trabajo ni en las actas capitulares a las que se hace referencia, datos sanitarios del brote o de otros brotes de tercianas de esos o de otros años.

Murcia, su huerta y zonas arroceras de la ribera del Segura

Los datos que disponemos acerca de la existencia de brotes de fiebres tercianas en el municipio de Murcia y alrededores son realmente escasos en lo que se refiere al siglo XVIII. La mayor parte de ellos provienen de las publicaciones de finales del siglo XX de la cátedra de

Historia de la Medicina de Murcia por parte de José Miguel Sáez y Pedro Marset (Sáez, 1987; Sáez, Marset, 2000).

El profesor Sáez nos describe la Murcia de la primera mitad del XVIII como una zona endémica de paludismo, tifus y tabardillos (tífus exantemático) cuyos brotes se hacen notar cada diez años aproximadamente. En los años veinte, aprovechando el miedo a la última epidemia de peste en Europa que se desarrolló en Marsella, la corona aceptó la petición realizada el año anterior por parte de las autoridades civiles y eclesiásticas para que se prohibiera el cultivo del arroz en la huerta de Murcia y otras ciudades ribereñas de su circunscripción. La tradición popular tenía el conocimiento de que las aguas encharcadas y sobre todo las de los arrozales, eran causa de fiebres tercianas, por lo que los solicitantes pedían al Consejo la prohibición de tal cultivo. El 4 de diciembre de 1720 el rey emite una orden accediendo a la petición del *corregidor de la ciudad de Murcia y Justicias Ordinarias de las Villas de Molina, Alguazas, Zeuti, Lorqui y otras del valle de Ricoti y Riveras del río Segura distanttes de la Zuidad de Murcia tres y quatro leguas... sobre la siembra de arroces y perjuicios que causa a la salud publica... para precaver del contagio de peste que padece la Zuidad de Marsella... prohibir absolutamente en los pueblos el sementero de los arrozes*[45].

---

45 AMM, Libro de Cartas Antiguas y Modernas, Manuscrito CAM

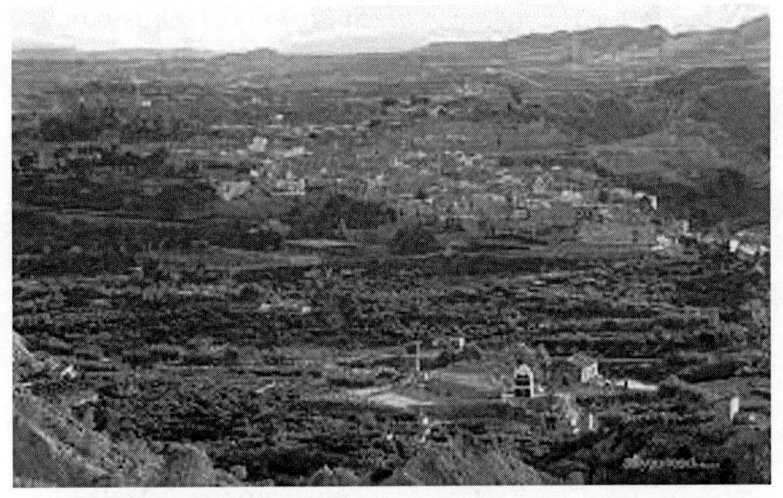

Villanueva del Río Segura

Como vemos la orden se justifica en las precauciones sobre la peste de Marsella, aunque la petición se había hecho a causa de las conocidas crisis de tercianas que desde muchos años atrás venían padeciendo en la zona; se trataba de dos enfermedades absolutamente distintas en cuanto a su etiología y forma de transmisión como hoy día sabemos. De hecho, en la página 188 del citado documento, correspondiente a 1739, esto es, 19 años después, Alfonso Diaz Manrresa, regidor perpetuo y procurador general de Villanueva, denuncia que un labrador de Villanueva había sembrado *una porcion de arroz y que ia difunto quien asi los sembro, como también que los lugares circunvecinos se han infestado de*

786, vol. 4, sección 20, folios 181-182.

tercianas de que an muerto barias personas por lo infesto del agua del rio...

El regidor denuncia la situación destacando la vigencia de la real prohibición de 4 de diciembre de 1720 en Villanueva por estar dentro de las cuatro leguas alrededor de Murcia a las que aludía la orden. Por tanto, pide a la justicia que *se agan arrancar y quitar de enmedio el arroz que en su distrito se aia sembrado por cualquier particular y no permitan en adelante que por modo alguno se siembre bajo la pena de inovediencia a las reales órdenes...*[46]

Hemos revisado las actas capitulares, especialmente de los años 80 y 90 cuando las crisis tercianarias se hicieron presentes en Cartagena y otras poblaciones y únicamente hemos encontrado en el acta del pleno ordinario del 8 de octubre de 1785 de la ciudad de Murcia una alusión a *las muchas enfermedades que se experimentan en las inmediaciones de su Jurisdicción, y aun en esta, trascendiendo también a esta poblacion. La sequedad que se reconoce en los campos y que puede contribuir a aquellas en su mayor parte y aunque los sementeros no prebalescan, cuyos suzesos son muy dignos de atencion y de implorar la Misericordia del Señor. Acuerdan se escriba Papel a los Reverendos señores Dean y Cavildo con exposicion de estos motivos para que con respecto a ellos dispongan las preces correspondientes.*

---

46 Ibid. fol. 188 y vuelto

Por el contenido del párrafo transcrito, algo enrevesado, deducimos que las enfermedades a las que se refiere el texto no parecen tener relación con una crisis de tercianas pues estas solían aparecer, como vemos en la mayor parte de las villas, al final del verano tras las lluvias abundantes y el estancamiento de aguas, circunstancia a las que no se hace alusión en este caso.

Cieza, el benigno brote palúdico de 1786

En Cieza, como en otros pueblos de Murcia, las Actas Capitulares[47] dan cuenta del brote de tercianas de 1786.

El 7 de septiembre se presentó en el Ayuntamiento una Real orden comunicada por el Intendente de la provincia en la que se aludía al deseo del Rey de surtir de quina especial a los pueblos afligidos con la epidemia de tercianas existente, una epidemia de la que, por otra parte, no se había dado noticia en las actas precedentes. En la orden se dice que, para incluirla en el reparto, la Villa deberá hacer constar formalmente que hay una *epidemia universal*.

El Ayuntamiento acuerda que *los dos médicos titulares formen una relacion circunstanciada de todos los enfermos de tercianas con expresion de los que sean pobres de solemnidad y se remita con carta a este Ayuntamiento para el*

---

47 AMCI LEG 12 N 2

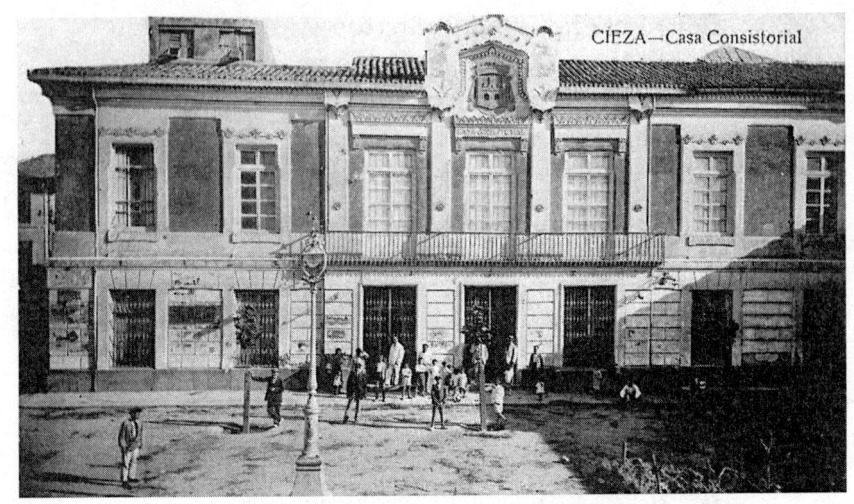

CIEZA—Casa Consistorial

logro de aquel auxilio de que tanto se necesita.
De la lectura del acta se desprende que la Carta
Orden del Rey les había sorprendido sin que se
tuviera noticia de la existencia de un problema
sanitario grave, o al menos, más grave que en
años anteriores, ya que la Orden era genérica
para todos los pueblos, aunque el problema serio
aquel año estaba en Cartagena principalmente.

También se refiere en el acta que se había
recibido una carta del Conde de Floridablanca
*en la que se manda que con la brevedad posible,
se forme lista del número de almas o individuos
de cada casa bajo las reglas prebendas en los
modelos que se acompañan.* Dichos formularios
no aparecen en las actas, y, por supuesto, el
Ayuntamiento se puso en marcha nombrando
comisarios para ejecutar las órdenes mediante
un decreto de 11 de septiembre.

En el decreto se dice que en la Villa no hay

aguas estancadas y que, *aunque hay muchos enfermos, por fortuna fallecen pocos.*

En el pleno de 31 de octubre se leyó un oficio de Pedro Manuel del Moral, *juez de espolios y vacantes*[48] de la Diócesis de Cartagena en el que se da cuenta del libramiento de 4.000 reales para los pobres desvalidos de la epidemia de tercianas para el acopio de medicinas y alimentos según las necesidades de cada uno. Como en otros lugares, se insiste en un adecuado reparto de las ayudas dinerarias de tal manera que se les administren a los enfermos y también a los convalecientes hasta que sean capaces de trabajar y ganarse su sustento y el de sus familias, y todo ello, según dictamen de los médicos que les asisten y a los que se les ordena que *formen estos papeleta de lo que a cada uno deba entregarse diariamente durante el tiempo que estan enfermos, formando lista de los que son y señalando en ella el día que dan principio a ser socorridos como tales enfermos y el de su convalecencia hasta llegar al estado de recobrados y poder trabajar los que se liberten y los que fallezcan hasta aquel día que faltan.* O sea, que el control era muy estrecho para evitar abusos, tanto en la compra de alimentos como en las de medicinas, quina sobre todo, *para que en la Botica de Don Antonio Caballero se facilite la que pidan con dicho vuen methodo y que semanalmente se paque la que se haia gastado y se tenga una cabal*

---

48 Se trata de un clérigo que se hace cargo de los bienes del obispo y sus rentas desde que éste muere hasta que se cubre la vacante desde Roma.

idea del caudal que se consume y el que existe. El oficio continúa dando instrucciones precisas para los casos en que el enfermo tenga algunos bienes, según el número de enfermos en el domicilio, etc. Se establece la cantidad de dos reales diarios para la manutención de cada persona, dinero que se recogerá en la casa del cura donde estarán los comisarios del Ayuntamiento, previa exhibición de la papeleta firmada del médico. El objetivo final era que los socorros llegaran al mayor número de necesitados existentes. Se nombran comisarios para ello a don Fernando Pérez Piñero y a don Pedro Bermúdez y Marín. También se exigía un recuento mensual del número de enfermos, convalecientes y difuntos.

En el acta figura como anexo la carta-oficio aludida del *juez de espolios y vacantes* de fecha 26 de octubre en la que anunciaba la concesión de los 4.000 reales y las detalladas instrucciones a las que hemos hecho mención.

Como en otros pueblos, no tenemos noticias del número de afectados y de fallecidos.

Yecla, un caso algo distinto

En el año 2021 publicamos un volumen sobre la asistencia sanitaria en Yecla en el siglo XVIII (Soriano Palao, 2021), en el que hacíamos referencia a los brotes de tercianas ocurridos en Yecla a finales del siglo XVIII. Aunque se trata de una publicación de ámbito local, creemos que podemos incluir los datos en este libro, de difusión en principio más amplia, sin que se nos acuse de reiterativos.

En el otoño de 1786 aparecen en la mayoría de las actas capitulares de los pueblos del antiguo Reino de Murcia alusiones, más o menos extensas, a brotes epidémicos de fiebres tercianas. En Yecla comienzan el 7 de septiembre de 1786[49] cuando el administrador de las aguas de la villa denuncia en el cabildo ordinario que, a causa de las abundantes lluvias de finales de agosto, las cañadas del Pulpillo y la Rambla de Palao habían anegado el discurrir de la Acequia Real del pueblo con lo que gran parte de la huerta de Yecla quedó encharcada y con las aguas corrompidas, además de que el retroceso de las aguas de la acequia cegó los manantiales que la alimentaban. Los médicos habían informado del grave perjuicio para la salud pública que ocasionaba tal encharcamiento por la experiencia de ocasiones anteriores en los que proliferaba el diagnóstico de tercianas, además de suponer un problema en cuanto al abastecimiento de agua de la población. Los regidores solicitaron que se libraran partidas de propios para proceder al arreglo del desastre causado por las lluvias.

Como hemos visto en otros pueblos, el 19 de septiembre se informó de la llegada de la carta del gobernador del Consejo de Castilla, conde de Campomanes al Intendente sobre el reparto de quina de S.M. a los pobres, pero el reparto no llegó a todos los enfermos puesto que a final de

---

49 AHMY, libro 15, 1786.

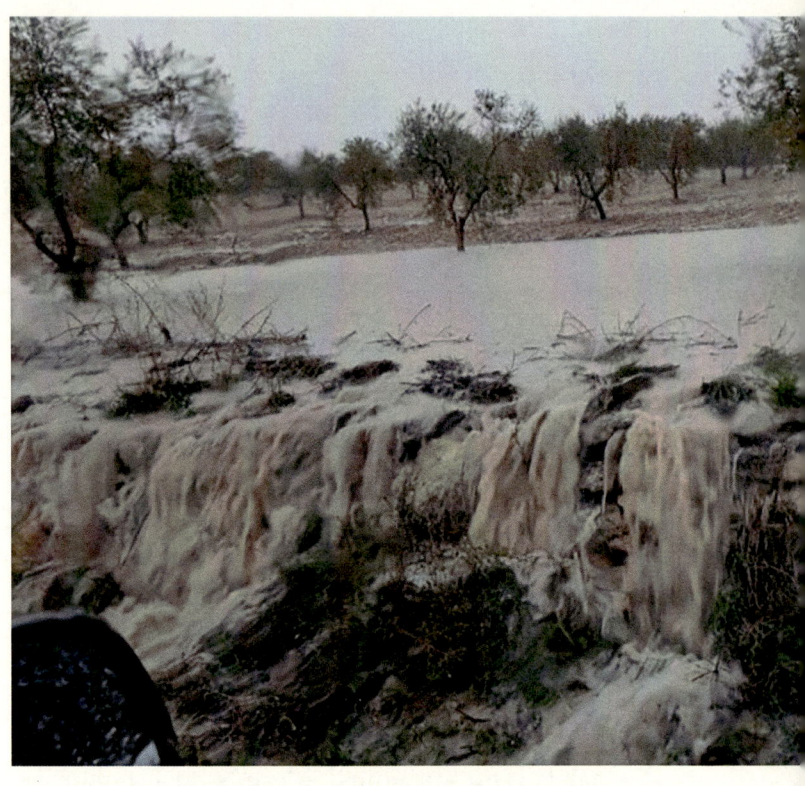

Campo de Yecla. Inundaciones de junio de 2023
(foto La Opinión de Murcia)

mes don Miguel Joaquín Sánchez Amaya comu-
nicó al prelado que la quina se había agotado y
continuaba la epidemia de tercianas en Yecla.
Solicitaba más cantidad del fármaco para los
muchos enfermos existentes. En una carta de
la Intendencia de Murcia se le contestaba que
…no hallándose el Señor Obispo en disposición
de poder surtir de más quina, por haberse con-
sumido la con que se hallaba, ha solicitado S.I.

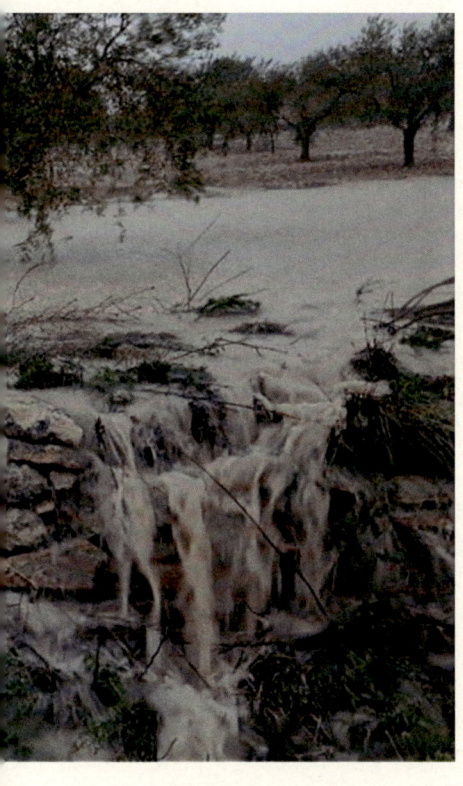

que se le envíe más de la Corte por lo que pueden V.Ms, acudir más adelante a este Prelado, quien, luego que la reciba es regular dirixa parte de ella al cura parroco con noticia que tenga de la necesidad. Como en otros lugares, la Corte utilizaba a la Iglesia como distribuidor de un bien tan preciado como la quina, sin fiarse de los medios civiles, ya sea de la Intendencia de Murcia o los municipales.

En los libros capitulares figuran unas instrucciones firmadas el 13 de agosto por Juan de Membiela, Contador de Propios y Arbitrios de la Corona, en las que, con carácter extraordinario, se autoriza al Concejo a contratar a un médico más, además de los existentes, pagándole el salario de los caudales comunes y que estos suministren las medicinas a los pobres y que hagan acopio de buena quina para los enfermos que la necesiten. Aconseja así mismo que se revisen cañerías de agua, que se terraplenen lagunas y aguas detenidas:

...que exhalan vapores infectos porque aquí po-
día haber prevenido la infección en el aire; y esta
pedía la primera atención, trabajando los sanos
en estos desagües y terraplenes, por carga concejil,
contribuyendo también los hacendados y exentos,
por ser causa en el procomunal para alimentar a
los peones que se dedicasen a estas operaciones. Que
para evitar que estos trabajadores contrajesen con-
tagio con los vapores, deberían los facultativos pre-
caverlos con el uso de vinagre y otros antídotos que
dictaba el arte.

También se dieron instrucciones para los enterramientos: *Y que concurriendo el Cabildo de eclesiásticos, con las Justicias y Juntas de propios en la justa inversión de los caudales públicos en este piadoso destino, confiriesen con los facultativos acerca del entierro de los que falleciesen en ermitas o cementerios fuera de la población, por evitar que las parroquias se inficionasen amontonando en ellas muchos cadáveres y que las sepulturas fuesen profundas.* Pero no se olvidaba a los vivos ya que *para sus medicinas y pucheros se les socorriese desde luego del Caudal de Propios donde los hubiere, y no habiéndoles, por cuestación y colecta entre los vecinos pudientes. Que si el Pósito no tuviese sobrante diese V.S. noticia al Consejo, para que se facilitasen las órdenes por la vía correspondiente, haciéndolo presente a S.M.*

Como podemos ver, el Estado se hace cargo también, al menos en teoría, de la atención a los pobres en la epidemia en aquellos lugares donde era necesario, incluso dictando normas legales específicas para esta cuestión, a las que se hace mención en la referida carta:

El Consejo, por decreto de 12 de este mes ha resuelto se encargue a V.S. que a tenor de las prevenciones hechas en las anteriores órdenes, disponga que las Justicias y Juntas de los pueblos de esa provincia que se hallasen en dicho caso, y por los medios especificados en ellas, atienda al socorro y curación de los enfermos, cuidando de que sean asistidos por los facultativos correspondientes, llevándolos a otra población en caso de no haberlos en aquellas, suministrándoles las medicinas que se le recetasen y el alimento necesario; con prevención de que a los más pobres miserables que no tengan en sus casas la disposición necesaria para curarlos, se los conduzca al hospital que haya en los pueblos, y no habiéndole se les atienda en sus casas por los medios más activos, de modo que experimenten el socorro y comodidad posible, valiéndose para los gastos que se ofreciesen de los caudales sobrantes de propios y arbitrios, llevando la debida cuenta y razón para darla en la Intendencia. La cual dará cuenta de sus resultas para la Contaduría General a mi cargo.

El día siguiente a la lectura de esta carta, se reunió de nuevo el Ayuntamiento para dar cumplimiento a lo que disponía y se comisionó a dos regidores para que buscasen un médico ya que los existentes se encontraban desbordados para asistir al enorme número de ... *dolientes infectados de tercianas, asignandole el salario competente del sobrante de propios y por el tiempo que se mantenga implicado en esta ocupacion.*

En la continuación del pleno se ordenaba entre otras cosas, que se tomaran las medidas conducentes a que el agua estancada corriera libremente para evitar su corrupción y que las caballerías no cruzaran la acequia principal más que por los lugares indicados. También se establecieron normas para la asistencia *...de enfermos verdaderamente pobres en su curación y alimentos, se reparta el pueblo por quarteles entre todos los caballeros capitulares cuidando cada uno de visitar y examinar el estado de los dolientes, sus facultades y combeniencias, para prebeher de remedios con la posible asistencia...de los enfermos verdaderamente necesitados dando cuenta a la Junta de Propios y Arbitrios para que del sobrante de estos se les asista con alimentos y medicinas.*

El brote desapareció con la bajada de temperaturas del otoño como solía ser habitual, y en las sesiones posteriores del Ayuntamiento ya no se hace mención a lo ocurrido, por lo que no tenemos datos de enfermos y fallecidos. El Ayuntamiento yeclano gastó de sus propios con la autorización enunciada anteriormente 5.108 reales y un maravedí, *...en los alimentos, medicinas y demás que ha sido necesario en la curación y asistencia de los enfermos que han padecido el contagio de tercianas, por pobres y no haber tenido bienes para por sí sostener dichos gastos.* Esos más de cinco mil reales supusieron un 16,5% del total del gasto efectuado por el Concejo en ese año.

Las fiebres tercianas en la ciudad de Villena

Incluimos a Villena en nuestro estudio dado que desde 1707 perteneció al antiguo Reino de Murcia tras la nueva remodelación territorial establecida después de la guerra de Sucesión, al igual que ocurrió con otras localidades en nuestra zona como Sax y Caudete. La laguna endorreica de Villena favoreció la persistencia de tercianas en su demarcación a lo largo del siglo XVIII, como demuestran las frecuentes alusiones a la enfermedad en las Actas Municipales a lo largo del siglo. Este tipo de lagunas, frecuentes en la cuenca del Vinalopó[50], se consideraron tradicionalmente «como tierras de

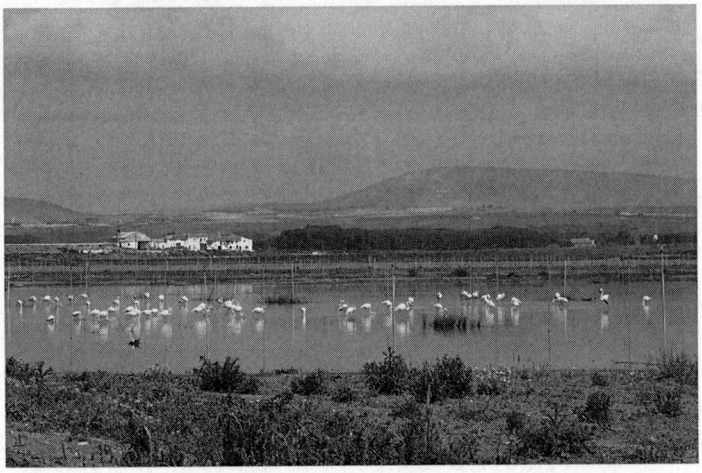

Laguna endorreica de Villena en la pedanía de Las Virtudes en la actualidad (foto Portada.info, Villena)

---

50 Otras lagunas de la zona son las de Caudete, Carboneras, Salinas, Cases del Senyor y Fondó dels Neus.

cultivo de alto rendimiento, a la vez que peligrosas por sus esporádicas inundaciones y por las
endemias palúdicas» (Pérez Medina, 2005).

El historiador villenense Eleuterio Gandía
ha publicado recientemente una biografía del
médico Francisco Cerdán (1709-1769) a la que
dedicaremos una amplia referencia en el capítulo destinado al uso de la quina. En dicho traba-

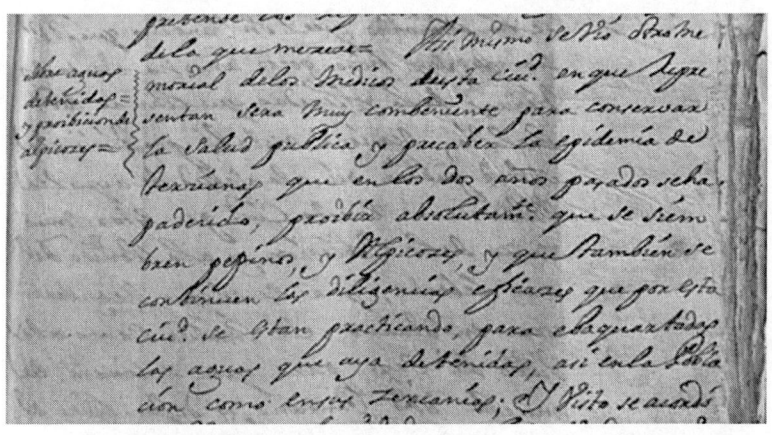

Fragmento del acta del pleno del Ayuntamiento de
Villena de 25 de marzo de 1745

jo, se sitúa el comienzo de las fiebres tercianas
en Villena en el verano de 1743 con un máximo
de incidencia en 1746.

Efectivamente, en las actas municipales de
1745[51] se da cuenta de un memorial de los médicos de la ciudad don Antonio Thomas y don
Antonio Rodríguez en el que denuncian *el notable riesgo que tiene la salud de este Común con
las aguas que se conocen estancadas y detenidas*

---

51 AMV, AC, 25/03/1745

en el Carrizal y otros prados de este termino. En el mismo escrito denuncian a su vez la situación del pantano de Sax en cuyas aguas se crían gran variedad de insectos y donde, debido a las altas temperaturas, *se reputan de notable riesgo para la generación de agudas y peligrosas constelaciones, inficcionando el ambiente por sus putridas exhalaciones.*

Concluyen los facultativos solicitando a las autoridades municipales el desagüe preventivo de los estancamientos para evitar daños en la salud pública que hasta ese momento aún no se habían producido.

Se dieron las órdenes correspondientes y se nombraron comisarios para su ejecución, pero de la lectura de las actas posteriores no se deduce si hubo afectados y en que número y tampoco la existencia de fallecidos.

En algunas actas del año 57[52] se hace referencia a medidas preventivas establecidas por carta del obispo de Cartagena, pero se dirigen a prevenir la propagación de una epidemia de peste declarada en la ciudad de Ceuta, sin ninguna relación con las tercianas.

En 1786, coincidiendo con el momento álgido de la epidemia de tercianas en la región, el Ayuntamiento conoció una Real Orden de 29 de agosto, transmitida por la Intendencia, *sobre la epidemia de tercianas y la quina que se necesitara para los pobres enfermos*[53]. El pleno ordenó

---

52 AMV, AC, 19/04/1757 y 27/04/1757
53 AMV, AC, 14/09/1786

que se hiciera saber a los médicos que habían de elaborar una *certificacion de los enfermos actuales y demas que les parezca para que los vecinos pobres de esta ciudad logren el auxilio que el rey les dispensa atendiendo a que en este pueblo ha reinado siempre el mal de tercianas y cuartanas que regularmente empieza en el presente mes.*

Como en otras ciudades del reino, una vez conocido el número de afectados, la intendencia enviaba la cantidad de quina que se precisaba para estos enfermos y en el acta siguiente[54] se dice a *los reverendos curas de ambas parroquias que si tienen quina la faciliten a los pobres enfermos mediante recetas de cualquiera de los médicos aprobados que tiene esta ciudad y no teniendola que la pidan a S.I.*

A continuación, se establece que *caso de que ocurriere en esta ciudad la epidemia de tercianas, de lo que aora (a Dios gracias) se halla libre, se pondrá en ejecución cuanto se ha resuelto por el Regio Tribunal.*

Por tanto, deducimos, que en septiembre de 1786 aun no se había producido una situación de epidemia de tercianas en la ciudad de Villena. Como en todas las villas y ciudades de España, las intendencias habían enviado normas para el caso de que se desarrollara la enfermedad con carácter epidémico y entre ellas siempre se pedía el número de enfermos afectados, así como el de los que sanaban y los que fallecían, para lo que se enviaba una minuta o formulario que

---

54 AMV, AC, 25/09/1786

había que rellenar por parte de los facultativos. En esta acta se dice que dicha minuta no les ha llegado con la orden, pero que los médicos han de confeccionar las listas de afectados y fallecidos y enviarlas al Ayuntamiento mensualmente. Dichos datos no aparecen en los libros municipales por lo que desconocemos la gravedad de la epidemia de 1786 en Villena.

Sí tenemos noticia de que en 1795, un nuevo brote de tercianas tuvo consecuencias catastróficas ya que según resolución municipal[55], *se acordó representar a SM el estado tan lamentable en el que se halla este Pueblo con la actual epidemia de tercianas por cuia causa este año no se podrá verificar la cobranza del acopio de la sal.*

Y es que de actas anteriores[56] se deduce la cantidad excesiva de fallecimientos que ocurrieron ese otoño, pues el regidor don Alonso Herrero denunciaba *que la fetidez o mal olor que sensiblemente se estaba experimentando* (lo) *despedían la Parroquias de Santiago y Santa María, de modo que el Cabildo, para poder desempeñar los oficios de las oras canonicas tenia dispuesto que en el interin hubiese consumo continuo de incienso, causaba perjuicio de mucha consideracion a la salud publica y sería en gran parte el origen de la constelacion de calenturas malignas que reina en el pueblo …. que se evaquen las iglesias en lo posible de todos los cada-*

55 AMV, AC, 17/12/1795
56 AMV, AC, 22/10/1795

veres que se hallen aun inmundos y causen la inmundez.

Así pues, en esta ocasión sí hubo una gran mortandad, además de que coincidió con la existencia de un solo médico municipal para la atención de los pobres enfermos[57]. En esta ocasión se ordenaron rogativas en las parroquias e incluso la traída de la imagen de Nuestra Señora de las Virtudes en procesión hasta la iglesia de Santiago.

Almansa, desde septiembre de 1785 a abril de 1786

El término municipal de Almansa, y especialmente su huerta, se encontraba en el siglo XVIII situado en una zona endorreica en la que periódicamente se acumulaba el agua estancada en una gran laguna rodeada de zonas encharcadas (*chortales*) que favorecieron tradicionalmente la presencia de brotes de tercianas. Los historiadores almanseños han destacado como las crisis más importantes por sus efectos sobre la población y la situación económica, las de los años 1765, 1774 y especialmente la de 1785-86[58]. Esta última supuso el estímulo decisivo para que el ayuntamiento se empeñara en el recrecimiento de la presa del pantano de Almansa[59], proyecto que tenía sus orígenes en el año 1769 y cuyo objeto era, además de aumentar las tierras

57 AMV, AC, 25/11/1795
58 Ponce Herrero, 1989
59 Pereda Hernández, 2009.

de regadío del paraje del Hondo hasta más de 1400 hectáreas, evitar la formación de lagunas en la huerta causantes de la última epidemia de tercianas. El proyecto se puso en marcha en 1788 gracias al empuje del alcalde mayor Don Martín Alonso de Quesada.

Aquí nos referiremos exclusivamente a la crisis de 1785, la más importante del siglo y que coincidió con el auge del paludismo en toda España y especialmente en el antiguo Reino de Murcia.

En el cabildo del 17 de agosto de 1785[60] figura la primera noticia de la presencia en el pueblo de una *epidemia de calenturas tercianas* y como era habitual, el Ayuntamiento propuso el inicio de rogativas a los santos patronos San Fabián, San Sebastián y San Roque, con traslado de las imágenes a la parroquia, función religiosa solemne en el Santuario de Belén y prohibición en el pueblo de cualquier tipo de diversiones públicas.

El día 3 de septiembre las imágenes permanecían en la parroquia porque la mayor parte de los eclesiásticos encargados de llevarlas en andas, habían sucumbido a la epidemia. La invasión se había extendido por el pueblo con tal intensidad que uno de los dos médicos titulares, don Francisco Forn estaba afectado y el otro titular no podía atender a tantísimos enfermos, por lo que el ayuntamiento decidió autorizar a *Thomas Vaello y demas cirujanos para que ayu-*

60 Archivo Municipal de Almansa (AMA) Legajo 1320, 1785.

den en la asistencia a los enfermos dando cuenta a los médicos de los de mayor gravedad. La situación empeoraba por momentos. Había casas donde todos los moradores estaban afectados por la fiebre y el Ayuntamiento decidió el 14 de septiembre, constituir una Junta de Caridad que iba a ser decisiva para paliar los funestos efectos de la epidemia. La Junta constaba de dieciséis personas, cuatro de ellas eclesiásticas y doce seculares. Se designaron las personas que habían de encargarse de las visitas en los cuatro cuarteles en los que se dividiría el municipio, encargándose a su vez de ser depositarios de las limosnas y otros fondos que se fueran recogiendo.

Sin embargo, un mes después, el 10 de octubre, la Junta planteó al cabildo que no tenía fondos suficientes para atender las necesidades materiales de las familias pobres enfermas que eran muchas, a pesar de los dos mil ducados que el obispado había puesto a su disposición. A esas alturas, la Junta estableció que eran más de dos mil los enfermos que habían sufrido tercianas y de ellos, más de trescientos que dependían de la Junta para su subsistencia diaria. También calculaban en cuatro las libras de quina que se habían suministrado gratuitamente lo que había hecho posible que no muriera un gran número de afectados pobres.

El Ayuntamiento acordó solicitar a los mayores contribuyentes un empréstito de seis mil reales para evitar que un buen número de enfermos y sus familiares murieran de hambre.

Así mismo se acordó sacar a algunos enfermos de sus casas infectadas y llenas de agua y humedades y llevarlos *a sitios o parajes de aires más puros y sanos donde colocar a los enfermos al cuidado asistencia y dirección de la misma Junta de Caridad.* Para ello, solicitaron camas a los particulares para instalarlas en el cuartel en construcción que se había habilitado como hospital provisional y en donde se consiguieron instalar 16 camas.

El ayuntamiento era consciente de que el mayor número de afectados vivía en las inmediaciones de la laguna de la huerta y de los chortales diseminados por las inmediaciones de la población por lo que se insistía reiteradamente, sobre todo por parte de los médicos, en la necesidad de desaguar todas las aguas estancadas.

Estaba muriendo mucha gente y no había sacerdotes para los entierros por lo que se escribió a los conventos vecinos de Caudete y Albacete para que ayudaran en la administración de los sacramentos. Los entierros, como en muchos otros lugares del reino, fueron prohibidos por la autoridad civil y por la eclesiástica en la parroquia principal, donde las emanaciones de la putrefacción de los cadáveres eran insoportables y además se pensaba que eran a su vez causa de las infecciones. Había que abrir cuatro o cinco sepulturas (vasos) diarias por lo que se pidió se habilitasen sepulturas en la iglesia de la vieja parroquia y en las ermitas, distribuyéndose por calles la procedencia de los finados en las diferentes ermitas de San Juan, San Joseph, San Sebastián y Nuestra Señora del Socorro.

En la sesión del 27 de diciembre figura la transcripción de una carta del conde de Floridablanca, autorizando que se sacaran del Pósito 10.000 reales para pagar el préstamo de los mayores contribuyentes y con lo que sobrara socorrer a los enfermos pobres con pan, alimentos y medicinas ya que la epidemia persistía aun en ese momento. También se prohibió cocer esparto y cáñamo en las balsas cercanas a la población por ser causantes también de la epidemia de tercianas. Según manifestaron en una comparecencia el 29 de diciembre, los médicos titulares don Francisco Forn y Don Francisco Lopez certificaron que en los barrios cercanos a estas balsas habían visto enfermar muchos vecinos de tercianas, *y que cuando mejoraban y abrían las ventanas o salían a la calle, volvían a recaer y aconsejaban que lleven las balsas lejos de la población.*

En cuanto a la laguna, se llegó a incoar un expediente judicial para su vaciado y en la declaración de los médicos en dicho expediente que figura al final de libro de actas con fecha de 19 de noviembre, dicen no tener duda de que la causa de la epidemia está en la laguna. Esta declaración la firmaron tres médicos, don Francisco Forn de 55 años, don Francisco López de 40 y don Josef Alemán de 28. Finalmente, a resultas del expediente, se decidió abrir un cauce para desecar la laguna cuyos costes se pagaron con los fondos de tercias y alcabalas.

Demonstrativo de los Efectos de la Epide-
Fiebres Tercianas, que se ha padecido en esta
Ciudad de Almansa

Desde el Agosto de 1785 hasta fin de Abril de
Con expresión el Num.º de Enfermos, y Muertos desde
Septiembre el dho: Año de 85 y de las Cantidades
partidas á los Pobres Enfermos, por la Junta de Caridad
misma, para su Alimento y medicina

Enfermos Socorridos de la Junta de Caridad	Enfermos que no han nezesitado de Socorro	Muertos Adultos	Ydem Parvulos
2073	2068	411	83

Total de Enfermos en la Epidemia 4757
Que han curado de ella 4448
Han fallecido de la misma 277

Cantidades repartidas á los Pobres por dha: Junta de Caridad, así
lo librado por el Ex.mo S.r Conde de Florida Blanca Super Intendente g.l de Positos, como por el S.r D.n Pedro Joaquin de mux
y Cordova el R.l y S.mo Consi de S. M. Colector g.l de
Espolios, por mano de su Subdelegado el S.r D.n Pedro Manuel
Moral Dign.d de Chantre de la S.ta Yg.a de Cartagena, y Limosn.
voluntar.s de los Yndividuos de este Pueblo, y vezindario

Librado por su Ex.a 4000
Yd.m por el S.r Juez de Espolios ...... 349 } 4794
Yd.m por los Yndividuos de este Pueblo ... 394

fh.a 29 de Mayo de 1786.

Ya entrado el año 1786, en el cabildo del 4 de febrero se constataba que la epidemia había desaparecido. La imagen de nuestra señora de Belén, que había permanecido en la parroquia hasta ese día, se acordó trasladarla a su Santuario tras celebrar un solemne *Te Deum* de acción de gracias.

En el libro de actas capitulares de enero a mayo de 1786, en su página 106, figura un documento que reproducimos aquí, emanado de la Junta de Caridad y dirigido al conde de Floridablanca, con los datos de afectados, muertos y gastos generados.

Como se puede ver en el documento, el número de enfermos afectados por la epidemia asciende a 4.757, de los cuales fallecieron 277 (194 adultos y 83 niños), lo que supone una mortalidad del 5,8 %. La Junta de Caridad tuvo que socorrer a 2.073 vecinos enfermos. De estos datos se desprende que además de los lamentables fallecimientos, el problema de la epidemia, aquí como en otros lugares, consistió en la crisis de subsistencia que afectó a innumerables familias por el hecho de no poder acudir a sus trabajos al carecer de otros medios para cubrir sus necesidades más elementales.

Finalmente haremos mención a la carta de agradecimiento que figura en el libro de actas, firmada por el alcalde don Martin Alonso de Quesada y dirigida al consejero del Real Consejo de Castilla don Pedro Joaquín de Murcia y Córdoba, agradeciéndole en términos reverenciales el dinero aportado en favor de los afectados por la epidemia, donde relata los acontecimientos de la misma y hace mención a las 16 camas que se instalaron en el hospital provisional diciendo que *parecían pocas pero que con el beneficio de la quina* los enfermos entraban graves y salían curados en dos o tres días, con lo que el número de enfermos hospitalizados y curados fue muy alto.

Sección cuarta,
en la que el autor indaga
sobre los usos terapéuticos
de la quina acudiendo a algunas de las
publicaciones españolas y especialmente
a las murcianas del siglo XVIII

Los primeros pasos

El profesor Francisco Guerra, en su trabajo sobre el descubrimiento de la quina publicado en 1977, al que hicimos referencia en la segunda sección, desmiente, como hizo López Piñero 15 años después, que la medicina tradicional de las poblaciones indígenas del Perú tuvieran conocimiento de las propiedades antipalúdicas de la corteza del árbol de la quina. De hecho, en un análisis pormenorizado de las *Relaciones* de las diversas órdenes religiosas referentes a la zona de Loja, origen inicial de la quina, nunca se encuentra a este vegetal entre los que los indígenas consideraban útiles para el tratamiento de las calenturas. Por el contrario, los árboles de la quina eran empleados por los indios como madera y leña, aunque sí se recogen noticias del uso de la corteza de quina en infusión para quitar el temblor producido por el frío intenso o la humedad. Ya hicimos referencia al relato que reproduce Caldera de Heredia en su libro *De pulvere febrifugo...*, en la segunda sección, donde se habla de la infusión de polvos de quina que daban a los trabajadores de las minas que habían de atravesar diariamente a nado un río, para combatir la tiritona que les producían las heladas aguas.

El profesor Guerra considera que los misioneros jesuitas llevaron a cabo un proceso deductivo de lógica general, a partir de las observaciones repetidas de este fenómeno y concluyeron que, si la quina era capaz de eliminar el tiritar por el frío, también podría tratar la tiritona previa al comienzo de las calenturas intermitentes. La puesta en práctica de esta analogía les llevó a un descubrimiento sorprendente: observaron que los enfermos tratados, no solamente no presentaban la tiritona previa a la fiebre sino que además la fiebre no llegaba a presentarse, fenómeno que se repetía invariablemente y que se identificó como curación de la enfermedad. Hoy día sabemos que los alcaloides de la quina deprimen la respuesta del músculo estriado mediante el alargamiento del periodo refractario tras la contracción y por acción sobre la placa motora disminuyendo su excitabilidad. Por ello actuaba sobre los temblores producidos por el frío con un efecto beneficioso. Pero la sorpresa venía del hallazgo casual de que dichos alcaloides, simultáneamente y por mecanismos enteramente diferentes, también actuaban mediante la destrucción de los esquizontes del

Plasmodium que causaban los accesos febriles. En palabras del Prof. Guerra, *la gran paradoja en el descubrimiento de la quina es que, su efecto secundario sobre el músculo voluntario en el hombre, condujo al descubrimiento de un efecto fundamental de la droga que, por varios siglos, fue la única capaz de controlar el paludismo[61]*.

Francisco Guerra nos llama la atención además sobre dos cuestiones muy importantes en los fracasos iniciales de la quina tras su descubrimiento. En primer lugar, las falsificaciones y adulteraciones del producto en las boticas, tanto en España como en el resto de Europa que continuaron largo tiempo hasta que se identificó y se clasificó el árbol denominado *Cinchona officinalis* tras las expediciones botánicas del siglo XVIII y se identificaron los alcaloides activos en el siglo XIX.

Por otro lado, el fuerte sabor amargo de la quina se identificó como el responsable de su acción antifebrifuga con lo que se utilizaron multitud de productos amargos como sustitutos del fármaco original.

En cuanto a las dosis a utilizar, veremos a lo largo de esta sección que fue motivo de controversia durante todo el siglo. En el relato de Calancha se da como buena la dosis diaria del peso de dos reales de plata[62], esto es, 6 gramos. Siguiendo al profesor Guerra y considerando que la quina pura contiene entre 7 y 10 % de al-

---

61 Guerra, 1977: 11.
62 El real de plata pesaba 46 granos (3 gramos)

caloides de los cuales el 70 % es quinina, la dosis inicial de 6 gramos solo contenía 0,6 gramos de quinina, aproximadamente la tercera parte de la dosis que se utiliza en la actualidad que es de 2 gramos. Esta infradosificación se mantuvo inicialmente tanto en los tratamientos en España a partir de la década de los sesenta del siglo XVII, como en los tratamientos administrados por los jesuitas de Roma. En este último caso, las dosis se medían en dragmas (3,8 gramos) y se utilizaban 2 dragmas al día, esto es 7,6 gramos, una dosis similar a la española.

En el caso de los tratamientos en España, el propio Caldera de Heredia, en el segundo capítulo de su obra, nos dice que en los primeros tiempos *algunos religiosos y médicos vulgares empezaron a administrar dichos polvos a diversos y variados enfermos, sobre todo en las fiebres prolongadas y crónicas, pero con método desordenado, según el azar los presentaba.* De tal forma que los resultados iniciales fueron igualmente heterogéneos: algunos enfermos no presentaban escalofríos o fiebre, en muchos casos recidivaba la enfermedad y algunos otros no respondían al tratamiento. La dosis que recomendaba Caldera era la misma que había utilizado Juan de Vega, el médico del Virrey de Perú que trajo la quina a España: *una dragma con vino generoso caliente, caldo o agua de borrajas caliente, según el equilibrio humoral del enfermo.*

Caldera utilizó su formación galenista para describir el mecanismo de acción del fármaco con largas y complicadas disquisiciones que concluye con los siguientes consejos: *que se administre al comienzo del escalofrío y, si no se calma del todo su intensidad y la fiebre no remite por completo, que se dé por segunda o tercera vez, hasta que parezca que el enfermo y la fiebre están totalmente aliviados. Si al administrarlo se intensifica la fiebre o se produce otra de distinta clase, no aconsejo probar fortuna por segunda vez, pues puede dominar en el cuerpo una disposición maligna y provocar una fiebre perniciosa que signifique un peligro más grave.*

De la desconfianza a la euforia

La quina tuvo en Italia a principios del XVII los primeros defensores en la Universidad de Módena, entre ellos Bernardino Ramazzini y especialmente Francesco Torti. Este último, en 1712 publicó su experiencia con el fármaco, basada en la observación clínica, en una primera obra titulada *Therapeutice Specialis ad Febres Quasdam Perniciosas,* donde fijó las indicaciones, dosis e intervalos de administración de la quina para el tratamiento de las tercianas y que tuvo una gran difusión por toda Europa a lo largo del siglo.

Sin embargo, entre nosotros, las cosas ocurrieron de diferente manera. Para estudiar la evolución del uso de la quina en España a lo largo del siglo XVIII viene bien recurrir a un libro de la época que resume la cuestión en su conjunto, para luego entrar en el detalle de las publicaciones más relevantes. Se trata del *Tratado del uso de la quina*, publicado en 1791 por el médico de la ciudad del Puerto de Santa María don Thomas de Salazar.

Publicado pocos años después de las terribles epidemias de tercianas de los años 85 y 86, se trata de un libro que, tras un siglo de experiencia con el fármaco en España, declara de forma entusiasta las virtudes de lo que el autor llama *el prodigioso arcano de la quina,* y que relata pormenorizadamente los usos que se le dieron al fármaco a lo largo de tan dilatado espacio de tiempo. Hoy día calificaríamos a este libro como recopilatorio ya que fue muy citado y difundido en la primera mitad del siglo XIX en los ambientes médicos y en la prensa nacional.

En el prólogo, critica amargamente a aquellos médicos e incluso a las gentes del pueblo que se opusieron frontalmente al uso de la quina sin tener razones de peso para tal oposición y fundándose únicamente en la resistencia al cambio de tratamiento en el caso de los médicos y en supersticiones y habladurías de las clases populares.

Para defender su uso, invita al lector a consultar los *papeles públicos* de la época que cuantificaban en miles los fallecimientos acaecidos en las epidemias de Aragón y Cataluña en aquellos años, por no utilizar el fármaco: ¿quién ignora —dice— *las invectivas con que ha sido zaherido? ¿el afán y sinsabores que ha costado su introduc-*

ción? *¿las exageraciones con que se ha ponderado alguna u otra desgracia en la que no ha tenido parte?* Más adelante culpa a algunos médicos jóvenes o no tan jóvenes a los que acusa de desidia por no actualizar sus conocimientos leyendo a los autores de prestigio. También se refiere a los *pobres Médicos de Partido, que con sobrados talentos y deseos de aprovechar, encerrados en algún pequeño Lugar o Aldea, sin trato con hombres sabios y reducidos a consultar muy pocos libros, y acaso no de los mejores, se ven forzados a ignorar los nuevos conocimientos.* Hemos de tener en cuenta que este libro está escrito a finales del siglo XVIII, tras siglo y medio de uso de la quina en España, lo que muestra la lentitud de la difusión de los conocimientos médicos después de tantísimo tiempo.

El autor afirma que ha escrito el libro para ilustrar a estos médicos que aun no utilizan la quina e incluso pretende dirigirse a aquellas personas ajenas a la medicina, pero que tienen la suficiente cultura y curiosidad para valorar las virtudes de un fármaco del que dice que está indicado *no solo en la curación de las calenturas sino también en las otras muchas enfermedades que se sujetan a su prodigiosa virtud.* Porque, efectivamente, como veremos a lo largo de nuestro trabajo, la quina no solo se usó en España para el tratamiento de las tercianas sino que acabó considerándose en los ambientes médicos más ilustrados, como una especie de panacea para el tratamiento de cualquier afección.

El libro de Salazar está dividido en dos grandes apartados. El primero, sobre el *Uso de la quina en general,* trata de cuestiones como los nombres que había recibido el medicamento, la composición del mismo, o sea lo que entonces se denominaba sus cualidades, su historia desde su descubrimiento hasta ese momento, y los errores que se habían cometido en su utilización en terapéutica. Nos interesa destacar aquí la apreciación que se tenía a fin de siglo en España sobre algunos médicos famosos de principios de siglo que habían destacado como científicos de primer orden en Europa. Un ejemplo sería Francescoo Torti, médico de la corte de Módena que escribió, como decíamos más arriba, uno de los tratados más difundidos por toda Europa sobre las fiebres intermitentes. Salazar considera, sin embargo, que Torti fue el principal causante de la aversión al uso de la quina de buena parte de la clase médica española. Torti defendió usar la quina únicamente en el caso de las fiebres intermitentes y en absoluto en otras afecciones con lo que, según Salazar, este autor, junto a los italianos Baglivo y Ramazzini además de la oposición de Etmullero y otros, *acabaron de desacreditar la quina en el común de los Médicos y difundieron de nuevo en el vulgo los terrores que tanto trabajo había costado disipar.*

En la sección IV, con el título de *Errores contra la quina,* enumera una serie de circunstancias que retrasaron, e incluso impidieron, que los médicos españoles la utilizaran en todas sus posibilidades sanatorias.

En primer lugar, hace mención a la irracional creencia que se extendió por el país de que la quina tenía *una cualidad maligna de una naturaleza tan traydora que, aunque alivia de pronto, mata después repentinamente.* Según Salazar algunos médicos y profesores, temerosos de la pérdida de clientes que supondría usar un fármaco tan efectivo, serían los causantes del descrédito e incluso de defender el peligro de su uso. Estos médicos serían seres despreciables según su concepción de la práctica de la medicina. Acusa en este sentido al Catedrático de Prima[63] de la Universidad de Salamanca, Doctor Colmenero, el cual abogó en contra del uso de la quina en un libro[64] muy difundido desde su publicación en 1697, en el que refiere que pasaban de 80 los fallecidos repentinamente por su uso, solo en la ciudad de Madrid.

También se extendió la idea entre los ambientes médicos, de que la fiebre era el mecanismo que utiliza el organismo para luchar contra la enfermedad, por lo que suprimir la fiebre iba en detrimento de las defensas del enfermo, especialmente si la quina se administraba al principio de la enfermedad. Sin embargo, arguye Salazar, la práctica clínica nos demuestra que cuanto más precoz es la administración, mejores resultados se obtienen. Lo mismo ocurría si

---

63 Que daba las clases a primera hora.
64 Colmenero, 1697

se suspendía la quina precozmente, lo que ocasionaba un mayor número de recaídas según defendían en sus tratados Thomas Sydenham, Gerhard van Swieten y otros autores europeos famosos y traducidos al castellano.

Critica Salazar la costumbre de no dar la quina a *Preñadas, Paridas o Menstruantes* cuando él tenía la experiencia de centenares de mujeres tratadas en estas circunstancias con resultados excelentes.

En resumidas cuentas, lo que Salazar pone de manifiesto en su libro es que durante el siglo XVIII en España, no hubo una doctrina clara sobre a qué enfermos tratar, con qué dosis, si era conveniente usarla solo en las fiebres intermitentes o también era útil su uso en otros tipos de fiebre, ya fuera epidémica o esporádica. Incluso si había suficiente experiencia o no para usarla en enfermedades no febriles.

Seguiremos acudiendo a los textos médicos de la época para determinar las indicaciones que ofrecía la medicina oficial en aquellos tiempos.

La obra del Dr. Andrés Piquer Arrufat[65]

En 1751, apareció el libro *Tratado de las Calenturas*, escrito por Andrés Piquer, médico titular de la ciudad de Valencia y catedrático de Anatomía de su Universidad. Se trata de un texto importante por representar las ideas de vanguardia en la medicina de aquel tiempo

---

65 Cf. Frías, 2003 y Paredes, 2020.

(fue difundido por Europa traducido al francés), porque supuso un esfuerzo de clasificación del abigarrado y confuso mundo de las fiebres o calenturas, y por último, por sentar doctrina sobre el uso de la quina especialmente en las fiebres periódicas. Junto con las obras de Alsinet en 1763 y de Masdevall en 1786 que más adelante analizaremos, constituyen el corpus teórico fundamental con el que la medicina española reaccionó ante el embate de las fiebres tercianas en la población del siglo XVIII.

El Dr. Piquer había nacido en Fórnoles, un pequeño pueblo de Teruel, pero su formación y su vida académica estuvo desde el principio ligada a Valencia, tierra de su madre. Desde el punto de vista de sus ideas médicas se le puede clasificar entre los *novatores,* seguidores de Juan Cabriada y representantes de la progresiva ruptura con el galenismo tradicional y la medicina escolástica e iniciadores del movimiento ilustrado en este campo.

En cuanto a su entorno científico hay que destacar su relación de amistad con Gregorio Mayans y Siscar, quien junto al padre Benito Jerónimo Feijoo se consideran los iniciadores en España del imparable movimiento de la Ilustración.

El libro comienza con una contundente afirmación: *Dos son los medios por donde la Medicina consigue el fin de curar las enfermedades, es a saber, la observación[66] y el raciocinio.* El arte de curar las enfermedades requiere, en opinión

---

66 La *observación* es aquí equivalente a la actual *práctica clínica.*

de Piquer un conocimiento exacto de estas y eso solo se consigue con la observación continuada, esto es con la práctica clínica. Cuando el médico abandona la práctica clínica, se convierte en un teórico, con los consiguientes resultados nefastos para el progreso de la medicina. El conocimiento de la enfermedad consiste en saber en qué época del año aparece, qué clínica presenta al comienzo y en su fase de estado, cuáles son los signos de mejoría, en definitiva, conocer la enfermedad como el agricultor conoce el cultivo de las plantas o el marino el rumbo de su nave. Por ello —sigue Piquer— *importa pues profesar la medicina observativa y para ello conviene atender seriamente todas las cosas que acompañan a las enfermedades, y formar historias de ellas, que sean cumplidas, exactas y conformes a lo que muestra la misma naturaleza; de modo que, en esto, el médico no ha de poner nada de suyo, sino solo referir los hechos con sencillez y según el orden que los ha observado*[67]. Sorprende esta descripción de la observación clínica que podría figurar tal cual en cualquier manual de hoy en día sobre la enseñanza de la medicina en sus capítulos sobre la anamnesis y la exploración del paciente.

Tras la atenta observación del paciente, entra en juego el *raciocinio*, el cual ha de basarse en los principios de la física experimental y nunca en principios filosóficos, morales, éticos o religiosos, sean de la clase que sean. Así critica el

---

67 Piquer, 1751: 22

sistema de enseñanza existente hasta su tiempo diciendo que razonar con los presupuestos *de la física aristotélica que comúnmente se enseña en las Escuelas o establecidos sobre sistemas fingidos a su arbitrio, no han hecho otra cosa que engañar a la juventud y hacerla perder el tiempo. Y no por otro motivo razonamos nosotros según el mecanismo sino porque este se funda en la Física experimental y en las observaciones de la práctica y Anatomía, y por esta razón es el modo de razonar más verosímil de cuantos hasta aora se han inventado en la Medicina*[68].

Como vemos, Piquer rompe radicalmente con el antiguo sistema de enseñanza y de práctica de la medicina basado en el viejo galenismo y en el escolasticismo imperante durante la Edad Media y buena parte de la Edad Moderna en España.

El libro consta de 11 capítulos, los tres primeros dedicados a definir lo que son las *calenturas* y las causas generales que las provocan, y en los siguientes figura una descripción y tratamiento de cada uno de los grandes grupos en los que el autor divide a estos procesos. Según el análisis citado del profesor Frías, Piquer dividía las calenturas de tres grandes grupos: *diarias*, de 24 horas de duración, *pútridas* en las que los *humores sufrían putrefacción* y *héticas,* de carácter crónico y que se acompañaban de gran desnutrición y devastación orgánica. Estas últimas estaban provocadas por alguna otra enfermedad anterior. Estos tres grandes grupos se

68 ibidem

subdividían a su vez en multitud de tipos de calentura según su sintomatología y otros aspectos clínicos. Así, las diferentes denominaciones encabezan los sucesivos capítulos: *ardientes, sinocales, malignas, semitercianas, mesentéricas, tercianas y cuartanas, etc.*

Pero a nosotros, como al profesor Frías en el estudio citado sobre esta obra de Piquer, nos interesa por el momento conocer cuál era la opinión del médico valenciano en ese momento, 1751, sobre el uso de la quina, basándose en su experiencia, con los referidos presupuestos de *observación* y *raciocinio* y en una región como la de Valencia, donde las tercianas presentaban su máxima prevalencia debido al creciente cultivo del arroz.

Pues bien, a diferencia de otros autores y de la práctica de muchos médicos de la época, Piquer usó la quina únicamente en los siguientes casos: en primer lugar, en las *tercianas*, donde la considera el único remedio eficaz, si bien defiende que, antes de aplicarla, el enfermo será sometido a sangrías y purgantes. Si las *tercianas* eran *malignas*, entonces la quina la daba desde el principio y sin acompañamiento de ningún otro remedio. La dosis que utilizaba era de media onza repetida cada pocas horas hasta que comprobaba que el acceso febril no volvía a presentarse. Posteriormente daba una dosis diaria de dos dragmas hasta completar una onza. En el caso de las *cuartanas* también utilizaba la quina en exclusiva.

Cuando las fiebres *terciana o cuartanas* se convertían en *continuas,* dice Piquer que *no lo remediará ya de otro modo que dando una dosis grande de Kina,* apoyándose en el italiano Francesco Torti *que se curó él mismo de unas calenturas de esta naturaleza, que le pusieron en grande peligro, y se libró de ellas tomando de una vez seis dragmas de Kina*[69].

En resumen, vemos que Piquer hace un uso restrictivo de la quina y la da únicamente a los pacientes afectos de paludismo (*tercianas y cuartanas*), en unos momentos que como veremos se usaba para todo tipo de afecciones. Evidentemente, Piquer hacía un seguimiento riguroso de los enfermos, siguiendo su método de *observación y raciocinio,* comprobando que el efecto era beneficioso en estos casos y que en el resto de *calenturas* carecía de acción terapéutica.

El método de José Alsinet de Cortada

En 1763, doce años después de publicarse el libro de Piquer, apareció en Madrid el librito del Dr. Alsinet, de apenas 50 páginas, titulado *Nuevas utilidades de la quina demostradas.* Don José Alsinet, oriundo de la provincia de Lérida, había estudiado en la Universidad de Cervera y, en el momento de la publicación era médico de familia de S.M. en el Real Sitio de Aranjuez, aunque su experiencia sobre las fiebres periódicas, la había adquirido en Mérida, donde empe-

---

69 Piquer, 1751: 246.

zó a ejercer en 1731. Era conocido en Extremadura como *el Médico de las Tercianas* según él mismo refiere, cuando *a principio del año 1755 fui llamado desde Mérida, de orden del Rey, por el Excelentísimo Señor Don Ricardo Wal, primer Secretario de Estado para que, con el carácter de Médico de la Real Familia, asistiese a la que sirve a Su Magestad en este Sitio de Aranjuez*[70]. El libro se reeditó en 1774 y en la reseña que apareció en el *Memorial literario de octubre de 1786* se dice que se trata de un libro donde se describe la larga experiencia del autor con el uso de la quina, la descripción de algunos casos clínicos y el procedimiento para eliminar el sabor amargo del fármaco sin alterar su eficacia sobre las fiebres tercianas.

Extremadura en aquel tiempo era zona de endemia palúdica por lo que la experiencia acumulada por el Dr. Alsinet fue muy extensa y la puso en práctica con los enfermos de la ciudad de Aranjuez y sus alrededores.

En esencia, el método Alsinet consistió en utilizar dosis menores de las que se utilizaban hasta entonces en la medicina oficial, en purificar al máximo el medicamento e incluso, inventar un método para eliminar el sabor amargo sin menoscabo de su efectividad. Invitó públicamente a otros médicos a hospedarlos en su casa por unos días para que comprobaran por ellos mismos la bondad de su método. Finalmente se ocupó de que se desecaran las innumerables

---

70 Alsinet, 1763: 32

charcas en los márgenes del río así como la ventilación de las calles y eliminación de chimeneas industriales en el casco urbano.

La quina en el ámbito rural: el *Manuscrito Estruch*

En el año 2023 sacamos a la luz pública un manuscrito, de propiedad privada, de cerca de 300 páginas cuyo autor era un médico titular de la Villa de Caudete[71], en el norte del Reino de Murcia, llamado Juan Vicente Estruch[72], por lo que denominamos al documento *Manuscrito Estruc.*

El manuscrito está fechado en 1746 y contiene la experiencia de un médico originario de Ador (Valencia), escrito de su puño y letra, en donde describe los casos clínicos (que él llama *observaciones*), que constituyeron su trabajo a lo largo de al menos 20 años en Caudete y otras poblaciones cercanas como Onil, Vallada y Mogente. El documento se incluye como facsímil[73] en el libro citado.

En la primera página del manuscrito, titulado simplemente *Medicina,* figura el siguiente texto: *Yo el Dr. Don Juan Vicente Estruch, en este año de 1746 prosigo las Notas del libro*

---

71 Tras revisar las actas capitulares de la villa de Caudete, no hemos encontrado noticia de ningún brote de tercianas, pero sí de casos aislados de esta enfermedad. Dicha villa perteneció durante la práctica totalidad del siglo XVIII al antiguo Reino de Murcia,
72 Carpena Chinchilla y Soriano Palao, 2023
73 Este facsímil lleva en sus páginas una numeración específica con indicación de izquierda (i) y derecha (d) en cada página doble.

antecedente estando aun de Médico en la villa de Caudete, lo cual pone de manifiesto la existencia de un manuscrito previo que desgraciadamente se ha perdido.

El Dr. Estruch justifica en las páginas 68d y 69i del facsímil la intención que tenía al dejar su experiencia para la posteridad en el siguiente texto:

> *Aunque estoy en el conocimiento de que el mejor estilo que hubiera podido tomar en mis notas era aber escrito las epidemias que han corrido en las Villas donde he estado de Médico Titular y otras que he visto en Partidos a donde por apelacion he sido llamado, que son muchas. No lo he hecho por un modo de omision poco advertida por adjuntas crecidas ocupaciones, lo que no dudo hubiera sido de mucho provecho por lo dilatado de mi práctica; y también me confieso omiso en no aber notado muchos casos practicos que he visto, y ser muy curiosos, de todos los que puedo con no poco resentimiento y lo que ya no se puede remediar. Esto no obstante, estoy determinado de continuar el ir apuntando tal y cual remedio que considere o advierta en los Autores de notable recomendacion por considerar que en algunos lanzes pueden ser de algun consuelo, a más de lograrse la facilidad de tenerles (como se dice) a mano, estando en un volumen.*[74]

Tan excepcional documento nos permite conocer de primera mano el uso que un médico rural del norte del antiguo Reino de Murcia le daba a la quina a mediados del siglo XVIII en su práctica médica habitual.

En primer lugar, hemos de señalar que, en la mayoría de los casos, la quina la utiliza nues-

---

74 Carpena Chinchilla y Soriano Palao, 2023, pág. 68d y 69i del facsímil

tro médico rural formando parte de recetas con otros componentes, aunque en algunos pocos casos la use como único remedio para una enfermedad concreta.

También nos apresuramos a destacar que la quina es utilizada en estas notas en multitud de enfermedades, no siempre acompañadas de fiebre o *calenturas,* y en gran cantidad de ocasiones como último recurso.

Así mismo hemos comprobado que el Dr. Estruch se apoyaba en los manuales de la época, a veces en ediciones muy próximas a los años en que él escribía, ofreciendo descripciones del fármaco sacadas literalmente de dichos manuales.

Respecto a este último punto, llama la atención el elevado número de citas bibliográficas existentes en el manuscrito. Concretamente cita a casi veinte autores[75], la mayoría de ellos contemporáneos y en muchos casos las citas son completamente literales incluyendo página y tomo de la obra que se cita. Esto nos sorprendió en gran manera ya que estamos hablando de un médico rural que trabajaba a 100 km. de la biblioteca universitaria más próxima, por lo que la única explicación de la literalidad de las citas reside en que el médico dispusiera en su propio domicilio de las obras citadas.

No podemos detenernos en un análisis exhaustivo del uso de la quina por parte de Don

---

75 Ribera, Etmullero, Virrey, Heredia, Sydenham, Tomas Füller, León Gómez, Vallés, Torti, Hipócrates, Astruc, Curvo, Zacuto, Roche, Gutiérrez, Piquer, Morton, Cerdán y Sanz.

Juan Vicente Estruc pero si expondremos los ejemplos más significativos.

Uno de los capítulos del manuscrito habla de una enfermedad que había sufrido el propio médico, autor del manuscrito. Se titula el capítulo: *Observación que repetidas veces he hecho en mi mismo de la siguiente receta sobre unas suffocaciones que me dan originadas de un afecto hipochondriaco ardoroso y otros accidentes que padezco*[76]. A continuación expone una receta en cuya composición figura la quina en dosis de 3 dragmas (9 gramos) acompañada de láudano, *Theriaca magna,* polvos antiepilépticos y otros componentes. En la descripción de su enfermedad habla de que *padezco una paralisis imperfecta del lado derecho dexandome el movimiento libre, pero con notable torpeza en especial en pierna muslo y brazo y siento un movimiento hormigoso, aunque tenga dichas partes en quietud.* Justifica el uso de la receta descrita así, como si fuera necesario, aumentar la dosis de la quina pues, dice que *la dosis de la quina no dudo de que se aumente por residir en ella una especial virtud contra lo convulsivo.* Como vemos, solo 10 años después de que Piquer estableciera las indicaciones de la quina, únicamente para las fiebres intermitentes (tercianas especialmente), en el ámbito rural un médico la utilizaba en sí mismo para lo que parece una afección neurológica.

En otro apartado titulado *Casos irregulares que en este año de 61 tengo vistos y observados*

76 Carpena Chinchilla y Soriano Palao, 2023: p. 69d del facsímil.

describe tres casos clínicos que acaba tratando con quina: el primero de ellos[77] trata de un joven de unos 24 años que sufría crisis repetidas de pérdida de conocimiento con convulsiones y mordedura de lengua con lesiones graves en la misma, que tras tratarlo con lo que denomina *antiepilepticos usuales* y no ceder las crisis, se resuelve a dar quina en dosis de 6-8 dragmas diarias y refiere que durante año y medio no habían vuelto las crisis.

El segundo caso[78] es el de una mujer de 23 años, *recién parida*, con malestar general indefinido, delirios, risa y llanto injustificado, que el médico supone un cuadro con *fuertes indicios de histeria*. Se le *apartó la criatura*, se le practicaron sangrías, se le administraron purgantes y *antihistericos* sin resultados. Con lo que *viendo lo impertinente y mal estado en que se ponía la cosa, determiné darle la quina en dosis de 3 dragmas mejorando y lleva dos años sin recaer.* Y por último el caso de otra joven de 18 años afecta de *alferecía*[79], con crisis continuas y pérdida de conocimiento de 24 horas de duración. Se le practicaron tres sangrías para posteriormente aplicarle el viático con lo que el Dr. Estruch nos dice que el último recurso no fue *otro que usar la quina mixta con los antiepilépticos y a las pocas tomas se desterró el accidente.*

---

77 Carpena Chinchilla y Soriano Palao, 2023: p. 71d del facsímil
78 Carpena Chinchilla y Soriano Palao, 2023: p. 73d del facsímil
79 La RAE define la *alferecía* como: «Enfermedad caracterizada por convulsiones y pérdida del conocimiento, más frecuente en la infancia, e identificada a veces con la epilepsia».

A lo largo del manuscrito Estruch cita repetidamente a Francisco Suarez de Ribera (1686-1755), un médico salmantino, autor de numerosos libros de medicina y que acabó siendo médico de cámara en Madrid. En la página 75i transcribe la descripción que este autor hace de la corteza de la quina:

> *Ribera folio 191 trata de la quina mayor y menor, o el macho y hembra. La corteza de la quina mayor, o macho, en lo exterior aspera y las más veces llena de un musgo pardo, en lo interior leve y el color del herrumbre del hierro. La quina menor o hembra, su corteza es tierna, por fuera de color cinaricio y por dentro de color obscuro, ferrugineo, de sabor acre amargo... y de olor fragante. Ambos son calientes y secos pero con grande templanza y que abundan de mucha sal volatil mixto con bastante sal fixo, de que consta, no es tan amargo por la mayor cantidad de azeyte que tiene. Ambos arboles*

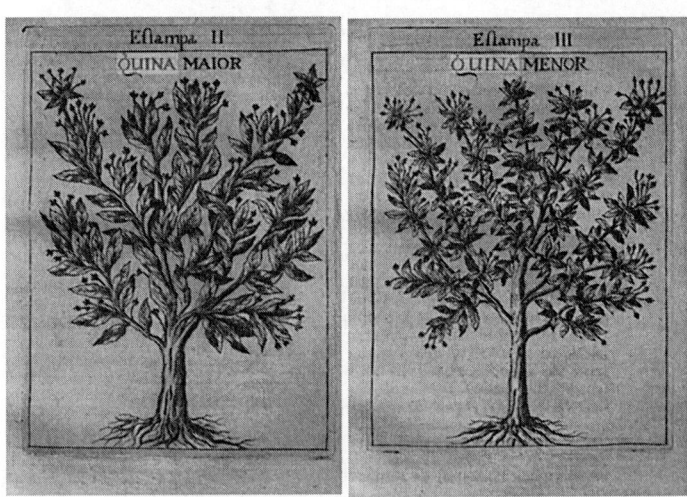

Francisco Suarez de Ribera, *De Clave Botanica* de 1738
Árbol de la quina mayor y menor o macho y hembra

tienen unas mismas virtudes pero las de la hembra son más remisas; si bien dice que en algunas naturalezas se deve anteponer la menor; esto es: en las naturalezas graciles y de temperamento biliares[80].

Esta división de la corteza de quina en mayor y menor no la hemos encontrado en ningún autor de la época ni en la bibliografía histórica actual. En cuanto a las indicaciones de la quina que Ribera establece en sus textos publicados en su mayor parte en el primer tercio del siglo XVIII, podemos ver lo que Estruch transcribe en su manuscrito:

Es notoria su virtud en las intermitentes en cotidianas y semitercianas, y aunque sean continuas que llamamos remitentes; pero no conviene en las que son legítimamente continuas, las que llamó Hypocrates continentes; ni tampoco se deve seguir lo que dicen algunos: que la quina cura todas las calenturas continuas, los dolores de costado, los vomitos, dolor colico, dysenteria, diarreas, pues si tales affectos son verdaderos morbos no conviene pero si son efectos o simptoma de fermento de calentura intermitente o remitente, entonces tiene lugar dicho febrífugo.[81]

Sin embargo, como se aprecia a lo largo del texto, Estruch utiliza la quina como una auténtica panacea, no solo en los trastornos convulsivos o epilépticos, como en los casos descritos, sino en cualquier enfermedad o afección cuando fracasaban otros remedios. Es lo que hacían otros médicos de la época como iremos viendo más adelante. Sirva de ejemplo esta otra cita

---

80 Carpena Chinchilla y Soriano Palao, 2023: pág. 75i del facsimil
81 Carpena Chinchilla y Soriano Palao, 2023: 176

sobre su uso en distintas afecciones e incluso en el estreñimiento:

> *Yo lo que puedo afirmar es que he visto dolores de cabeza periodicos, dolores reumaticos, dolores colico y histéricos y hipochondriacos, insultos, en algunos casos sin indicios de calenturas... y no detenerme en usar la quina y lograr asi el efecto que deseaba... y algunos hypochondriacos, para laxar el vientre, toman una dracma o dos escrúpulos de quina una hora y media o dos horas antes de comer y muchas veces lo logran; como también que su uso precedente hace buenos efectos en la epilepsia, en el vertigo y otros morbos convulsivos como histéricos, choreas Sancti Viti...[82]*

También encontramos en el manuscrito citas sobre el uso de la quina del libro de Piquer, recién publicado entonces, de la *Opera Médica* de Richard Morton en su tomo II editada en latín en Amsterdam (1699), del Dr. Cerdan, ilustre hijo de Villena del que más adelante nos ocupamos, etc.

En definitiva, en el mundo rural, al menos según lo que se desprende del Manuscrito Estruch, la quina se utilizaba a mitad de siglo como una «casi» panacea universal, ya fuera de forma aislada o acompañando a otros fármacos simples en las recetas de cualquier farmacopea de entonces.

El médico villenense Francisco Cerdán

Don Francisco Cerdán (1709-1769) nació en Villena y ejerció como médico rural en Mon-

---

82 Carpena Chinchilla y Soriano Palao, 2023: p. 75d del facsimil

tealegre, Tobarra, Hellín, Villena y El Bonillo. Estudió en la Universidad de Valencia y fue seguidor del movimiento de los *novatores* que encabezó Cabriada. Recientemente se ha publicado una excelente biografía de este ilustre médico, firmada por el sociólogo e historiador Eleuterio Gandía[83], en la que se hace referencia a una epidemia de tercianas perniciosas a la que tuvo que hacer frente en los años que estuvo de médico en Montealegre donde según Gandía, de los trescientos vecinos que tenía la villa enfermaron 105. La enfermedad la trató con quina, desconocemos las dosis y el procedimiento, pero consiguió que nadie muriera. Al parecer, de acuerdo con el boticario de la villa consiguió suficiente acopio de quina desde los primeros momentos lo que contribuyó al éxito de su trabajo[84].

Siendo médico titular de Villena y miembro de número de la Real Sociedad Médica de Nuestra Señora de la Esperanza de la Corte y Villa de Madrid, publicó en 1760[85] una disertación que realizó en la Sociedad, en el año 1758, sobre las virtudes de las aguas termales del balneario de Archena en Murcia[86]. Tras hacer un largo elogio de las referidas aguas termales de Archena y sus indicaciones para toda clase de enfermedades, en la página 103 de esta obra incluye una

---

83 Gandía, 2023.
84 Gandía, 2023:205
85 Posteriormente, publicaría una disertación más sobre los planes universitarios de enseñanza de la Medicina (Sánchez García, 2013; Cerdán,1766)
86 Cerdán, 1760

nota en la que presenta dos *observaciones* (casos clínicos) sobre el uso de la quina. Dichos casos los había comunicado en 1757 *en mi Real Sociedad* (probablemente se refería a la Sociedad Matritense de la que también era miembro). Justifica su publicación de nuevo para que los médicos que estaban reacios a utilizar la quina, *sacudan sus temores pánicos, y los tenaces en seguir las poderosas aparentes fuerzas de sus sistemas (en vista de estos desengaños), abracen la Observacion Práctica y confiesen ser este noble vegetal la auténtica panacea y el más eficacísimo antidoto de los tres Reinos; pues habiendo estado ceñido su poder, (en la cuna de su hallazgo) para ser solo cuchillo de las calenturas periodicas, se ha extendido ya tanto su dominio, que parece no hay accidente que no rinda su orgullo a su poderosa fuerza*[87].

Llamo la atención del lector sobre el hecho de que la fecha de esta disertación no estaba muy lejana de los primeros años de difusión de la obra de Piquer donde su autoridad afirmaba que la quina debía ser utilizada exclusivamente en las fiebres periódicas y sin embargo, en un ambiente altamente científico, como debería ser el de las aulas de la Sociedad de Nuestra Señora de la Esperanza en Madrid, se consagraba a la quina como panacea y se aportaban dos casos clínicos en su defensa.

El primero de los casos, titulado *Una exóstosis que terminó en un sphacelo del pie dere-*

---

87 Cerdán, 1760:103

cho; se precavió su comunicación con el uso de la quina, relata, por decirlo con palabras simples y actuales, la curación de una herida en la pierna, abierta, infectada y gangrenada, mediante curas muy prolongadas y la administración, por vía oral y local, de polvos de quina. El otro caso habla de una joven de 24 años que tras enfermar de tercianas continuas sufre un cuadro de parálisis en el brazo izquierdo seguido de una apoplejía intensa con pérdida de conocimiento y muerte en 48 horas. La enferma fue visitada por el Dr. Cerdán en las últimas horas antes de morir y refiere que si se hubiera administrado quina en los primeros momentos se podría haber evitado la muerte. En ambos casos es evidente, a la luz de los conocimientos actuales, que la quina no tenía lugar en el tratamiento de estos pacientes, pero los casos ejemplifican la fe ciega del Dr. Cerdán y otros médicos ilustrados de la época, en la quina como fármaco milagroso y para todo tipo de afecciones.

Francisco Martínez Villascusa

El Dr. Martínez Villascusa nació en 1740 en la villa de Jarafuel (Valencia) y murió en Tarazona de la Mancha en 1793. El historiador albacetense Miguel Angel Sánchez García publicó en 2012 una magnífica biografía del personaje que recomendamos por su rigor histórico y su extenso apoyo en fuentes y bibliografía[88].

---

88 Sánchez García, 2012.

Durante los años 60 al 62 fue discípulo de Don Francisco Cerdán mientras éste ejercía en Villena, sustituyéndolo como médico titular en dicha villa en 1764. Fue miembro honorario de la Regia Sociedad de Medicina y demás Ciencias de Sevilla y académico de la Real Academia Médica Matritense de Nuestra Señora de la Esperanza. Publicó en la imprenta de Felipe Teruel de Murcia y en la de José Padrino y Solís de Sevilla una decena de sus trabajos, entre los que destacaremos dos de ellos por estar referidos a usos no habituales de la quina.

En 1779 publicó en Murcia *Noticia de una nueva virtud que ha descubierto en la Kina y ha confirmado con particulares observaciones*[89]. Se trata de un libro de 37 páginas en el que defiende el uso de la quina para el tratamiento de las hemorragias uterinas no periódicas. Era esta una afección, potencialmente mortal, que hasta entonces se trataba con *cauterios, tópicos astringentes, alcohol y medicamentos tópicos terebentinados*[90], entre otros remedios siempre ineficaces. Para defender el uso de la quina en esta afección tan ajena a las fiebres intermitentes, se apoya el autor en el londinense Sydenham así como en Van Swieten discípulo del maestro Boerhave, que defendían en sus tratados el uso del vegetal en las menorragias periódicas muy abundantes. Relata algunas observaciones (casos clínicos) como el de una enferma de Barrax

---

89 Martínez Villaescusa, 1779.
90 terebentina es equivalente al aguarras.

a la que trató con media onza de quina disuelta en aguas hervidas con diferentes flores (jacintos, rosas y ortigas), con lo que, al parecer dejó de sangrar. Lo mismo ocurrió con otra mujer de Barrax y dos más de Tarazona. Al final de la exposición suplicaba a las autoridades de las *Sociedades de Medicina y Patrióticas* que tuviesen en cuenta sus experiencias y que trataran de comprobarlas para certificar oficialmente el nuevo uso de la quina. Tres de estos cuatro casos los había presentado como *Comunicación* en la Academia Sevillana en 1774 y aparecieron impresos en la publicación de las Memorias de dicha Academia en 1786[91].

El médico del agua y otros opositores al uso de la quina

Del mismo modo que para algunos médicos la quina se convirtió en una especie de panacea no faltaron los detractores del fármaco como el citado por Thomas de Salazar, el galenista, Don José Colmenero, catedrático de Salamanca, el cual llegó a publicar el libro del que hablamos anteriormente, *Reprobación del pernicioso abuso de los polvos de la corteza de el Quarango o China-china* a finales del siglo XVII[92]. En este libro se opone a las ideas de los denominados *novatores* de finales del siglo XVII encabezados por Juan de Cabriada los cuales defendían, des-

---

91 Martínez Villaescusa, 1786.
92 Colmenero, 1697.

de las nuevas ideas de la iatroquímica, el uso de la quina como potente febrífugo en las fiebres intermitentes.

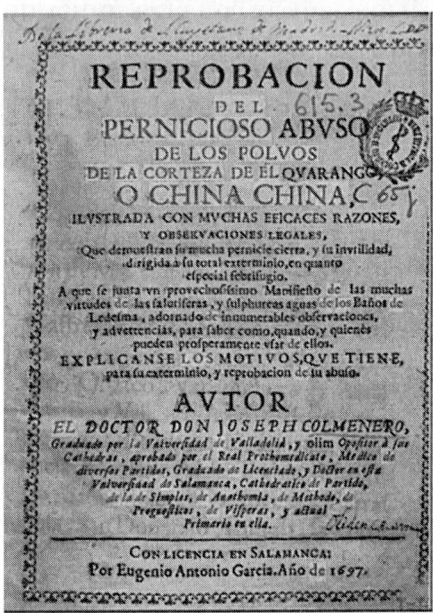

REPROBACION DEL PERNICIOSO ABVSO DE LOS POLVOS DE LA CORTEZA DE ÉL QVARANGO O CHINA CHINA, ILVSTRADA CON MVCHAS EFICACES RAZONES, Y OBSERVACIONES LEGALES...

Portada del libro de Don José Colmenero, catedrático de Salamanca Año de 1697

En la misma línea podemos situar el libro del médico pamplonica don Manuel Joaquín Ortiz[93] en la tardía fecha de 1789. Cuando la mayor parte de la clase médica, así como las fuentes académicas mostraban su acuerdo en el uso de la quina para el tratamiento de las recientes epidemias de tercianas apareció este libro que consiguió una gran difusión y en el que el autor describe la epidemia de tercianas que tuvo lugar en Pamplona entre los años 1781 y 1787. En sus páginas rechaza de forma vehemente el uso de la quina y utiliza como principal remedio entre tres y seis sangrías en cada enfermo seguidas de la administración de bebidas compuestas de *es-*

93 Ortiz, 1789.

piritu de nitro dulce, tartaro vitriolo, jarabe de achicorias simple y agua de borraxa.

El doctor Ortiz presume, como ya lo hiciera Alsinet, de conocer bien la enfermedad por haber tratado a cientos de pacientes, no como otros autores, normalmente del mundo académico, que solían teorizar sobre las enfermedades sin que realmente tuvieran experiencia en el día a día de la práctica médica. Curándose en salud escribe al principio del libro: *...bien conozco que en este siglo en que dicen reyna la erudición será mal recibido mi Escrito: ya por no conformarse con sus maximas: ya por no filosofar según se hace en las escuelas en las que se enseñan las cosas imaginadas sí, pero no observadas.*

Por otro lado, la hidrología médica logró un gran predicamento a lo largo del siglo XVIII. Ya en el libro citado de Colmenero en contra de la quina, aparece un pequeño apéndice titulado *Tratado maravilloso y utilísimo de las enfermedades que se curan con las salutíferas aguas de los baños de la villa de Ledesma.* Las publicaciones sobre el tratamiento de las más diversas enfermedades con las aguas de distintos balnearios de toda España proliferaron en las Academias y en las diversas imprentas del país. Pero probablemente en este campo el autor que destaca sobre los demás sea Don Vicente Pérez, conocido en la Corte y en toda España como el «Médico del Agua».

En la biblioteca de la Universidad Complutense se guarda un pequeño libro de 53 páginas donde diversos enfermos testifican, ante un escribano de S.M., haber sido asistidos en su enfermedad por el doctor don Vicente Pérez y haberse curado mediante la aplicación de su método, basado en el uso terapéutico del agua. El opúsculo tiene el largo y explicativo título siguiente: *Judicial justificación hecha a instancia de D. Vicente Perez (Vulgo el Médico del Agua) de las enfermedades cronicas, habituales, y desahuciadas por los médicos y actuales curadas con brevedad, seguridad y, placer de los dolientes con el admirable methodo del agua aplicada debidamente en quantidad, qualidad, ocasion, y modo, sin excusar, quando la naturaleza lo pide, e indica, el uso de la sangría, y otros medicamentos simples, y nada perjudiciales, asi interiores como exteriores. Estos son parte de los casos en las ocasiones de haber sido llamado por apelacion a esta Corte*[94]. En la mayor parte de los casos, refiere el médico, residente en Toledo, haber sido llamado *en diferentes ocasiones por personas de autoridad para que les curase sus enfermedades actuales y habituales respective.* En el caso de las tercianas dice que *habiendo usado de la quina, sangrías y purgas, no solo no se le quitaron sino que degeneraron en una continua calentura...*[95].

El «Médico del Agua» resultó ser un charlatán que fue desenmascarado por los médicos de la Corte, Pedro Virgili, Piquer y Suñol cuando

---

94 Pérez, V., (1757)
95 Pérez, 1757: 5

pretendió atender y aplicar su método en Aranjuez, nada menos que a la soberana doña Bárbara de Braganza y estos lo impidieron.

Este libro supuso la culminación de una acalorada disputa que se estableció entre los médicos

españoles sobre el uso del agua como principio terapéutico[96], que desde principios de siglo fue adquiriendo intensidad y que en el último tercio ya se había olvidado.

El Protomedicato intenta poner orden en 1785

A petición de la Junta Suprema de Sanidad, dada la situación de la epidemia en septiembre de 1785, el Real Tribunal del Protomedicato elaboró un informe[97] dirigido a todos los médicos de la nación para que se adoptaran conjuntamente

---

96 Cf. Pastora (de la), I. (1854)
97 García de Burunda, J., (1785)

las *maximas curativas,* que califican de provisionales, para sanar a los enfermos y evitar la propagación de la enfermedad.

En tan avanzada fecha del siglo, el informe técnico del Protomedicato reconoce su impotencia a la hora de establecer un tratamiento específico y único para los infectados pues, aunque la quina forma parte de todas las indicaciones que se apuntan, existe una enorme variedad de productos y procedimientos que se han de ofrecer a los enfermos según la sintomatología preponderante. No se distingue en la terapéutica aconsejada entre el tratamiento específico y el sintomático, cosa, que por otra parte es lógica, pues a estas alturas del desarrollo de la ciencia médica, no se conocían las causas concretas de la enfermedad.

(16,936)

INFORME

DEL

REAL PROTO-MEDICATO

EN QUE SE PROPONEN LAS OBSERVACIONES MEDICAS PARA INDAGAR LAS CAUSAS, Y METODO CURATIVO DE LAS TERCIANAS, TOMANDO NOTICIAS DE LOS PROGRESOS DE ESTA ENFERMEDAD EN EL PRESENTE AÑO DE 1785, QUE PUEDAN SERVIR DE PRESERVATIVO EN ADELANTE.

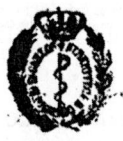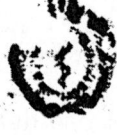

EN MADRID.

Por Don Antonio de Sancha.

Portada del Informe del Real Protomedicato, 1785

144

Las medidas generales sí las tienen claras. Se había observado que las tercianas afectaban especialmente a las familias pobres, mal alimentadas y que vivían en lugares miserables, rodeados de inmundicias y cercanos a charcas insalubres, por lo que el Protomedicato aconseja a la Suprema Junta que provea a los enfermos de alimentos, *de carnes sanas y vegetables,* a la vez que *manda a todas las Justicias poner a los enfermos pobres en estancias ventiladas, separados cuanto lo permita el terreno, poniéndose camisas limpias y correspondiente ropa sana, cuidando exactamente de purificar el ayre con ventilatorios, continua aspersión de agua y vinagre en los quartos y habitación de los enfermos.*

La falta de médicos era acusada, especialmente en las villas y zonas rurales, justo donde la prevalencia de la enfermedad era mayor por lo que el Tribunal no dudó en exigir a las capitales y cabezas de partido que exigiesen a los médicos acudir a dichas zonas afectadas *ordenando el metodo curativo arreglado a las maximas y cautelas medicas que se previenen.* Esta orden de atenerse al método del Protomedicato tendría consecuencias serias como más adelante veremos,

Finalmente, para asegurar el suministro adecuado de quina, el informe insta a la Junta de Sanidad para que acuda a S.M. el Rey Carlos III para que se provea a las boticas y a los médicos de suficiente cantidad del fármaco, el cual debía ser distribuido desde la Real Botica por medio de las *Justicias y Eclesiasticos de acuerdo con los Médicos según las necesidades.* Estas instrucciones llegaron a los plenos de los ayuntamientos según hemos comprobado en las diversas Actas Municipales que hemos consultado. Según Avelló-Rico[98], los obispados repartieron en ambas Castillas más de 100.000 libras de quina de excelente calidad, además de una cantidad indeterminada de dinero y alimentos, todo a cuentas de la Corona.

A partir de la página diez del Informe, se exponen las dosis de quina y el auxilio de otros remedios para las numerosas variaciones de la enfermedad, ya se tratara de *Tercianas corruptivas o putrefactivas, flogísticas, inflamatorias o mixtas.* También variaba el procedimiento terapéutico si en las sucesivas crisis[99] que presentaban los enfermos se convertían en *perniciosas o malignas.* Las dosis de quina variaban entre dragma y media y tres dragmas al día distribuidas en 4 dosis. La quina se acompañaba de 8 a 10 granos de alcanfor y se diluía en diversas infusiones o en vinos generosos. Si el enfermo estaba estuporoso y no podía ingerir el producto se aconsejaba el uso de *fuertes friegas* con aceites o sales nitrosas así como *vejigatorios* y *clístenes,* terapias especiales que más adelante describiremos. Los laxantes, vomitivos y sangrías se aconsejaban en diversas situaciones de la evolución de la enfermedad.

---

98 Avelló-Rico, 1947: 85.
99 *Accesiones* les llamaban a las crisis febriles.

Aunque en el informe no aparece, en las instrucciones que se enviaron a las ciudades y villas de todo el reino, se advierte, en todas ellas, la obligación de todos los médicos de comunicar el número de enfermos atendidos así como el número de curaciones y fallecimientos. Desconocemos si se publicó alguna estadística nacional de los resultados de la epidemia del 85 y 86 pero lo que hemos comprobado es que los números por localidades sí que están disponibles en la mayoría de los documentos de la época.

Al final del informe los facultativos del Tribunal llaman la atención de la Junta sobre la gravedad de la epidemia a la que se enfrentaban tildándola de pestilencial ya que los que conseguían sobrevivir a las tercianas quedaban *languidos, sin fuerzas, inapetentes, con sudores profusos, ardorosos, por las noches con lenguas secas y que con facilidad recidivan o vuelven a recaer y asimismo la facilidad de comunicarse dichas calenturas a los asistentes o familias que no dexa dudas de su contagio, a lo menos ad proximum...*

El documento lo firma Josef García de Burunda[100] el 21 de septiembre de 1785 y va dirigido al conde de Campomanes, decano gobernador del Consejo de Castilla y presidente de la Suprema Junta de Sanidad.

---

100 Médico de la Real Cámara y del Real Protomedicato, profesor y Académico de la Matritense.

Martín Rodón y Bell, la vanguardia de la ciencia médica en Cartagena

Desde el comienzo de 1786 hasta agosto de 1787 se atendieron en el Real Hospital Militar de Cartagena a más de 18.000 enfermos de tercianas[101], mediante el método de Don José Masdevall y bajo la dirección del Doctor en Medicina y Secretario de la Academia Médico Práctica de la ciudad de Cartagena, Don Martín Rodón y Bell.

Así figura en el prólogo del libro de dicho autor, que firma el día 10 de agosto de 1787 y que se publicó en Cartagena, en la imprenta de Pedro Ximenez ese mismo año[102].

Ya hicimos mención a las epidemias de Cartagena de los años 85 y 86 en el capítulo anterior, dando cuenta de la multitud de publicaciones murcianas que hacen referencia a esta terrible catástrofe sanitaria durante el siglo XX y lo que llevamos del XXI, pero nos ha parecido de interés profundizar en los detalles médicos que se desprenden de la publicación de aquellos hechos heroicos y de los numerosos facultativos que, junto al Dr. Rodón, fueron protagonistas de los mismos.

Desde principio de la década de los 80 venía siendo preciso contratar en el Real Hospital a médicos provisionales cuando llegaba el verano, por

101 *Soldados, Marineros, individuos de Maestranza, Presidiarios y demás habitantes de este pueblo y sus inmediaciones.* Rodón, 1787: 15.

102 Rodon y Bell, M. (1787). *Relación de las epidemias que han afligido a la ciudad de Cartagena*, Imprenta de Pedro Ximenez, Cartagena.

el incremento importante de enfermos que se producían en estas fechas y la imposibilidad de ser atendidos con la plantilla habitual de médicos.

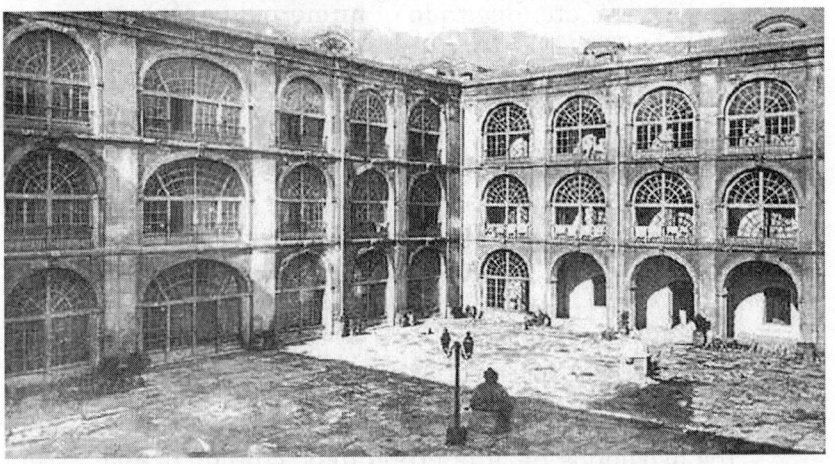

Patio interior del antiguo Real hospital militar de Cartagena, 1909

Ya en la década de los setenta, Rodón y otros médicos de la ciudad forzaron una reunión de la Junta de Sanidad y los caballeros capitulares del Ayuntamiento para denunciar el estancamiento de las aguas del Almarjal como causa inmediata de las epidemias que históricamente tenían lugar en los meses de otoño y para proponer el desagüe del estanque. En dicha reunión no se pudo llegar a un acuerdo entre los facultativos sobre las causas de las epidemias, por lo que el Ayuntamiento decidió enviar las conclusiones al Consejo de Castilla, quien ordenó el desagüe del Almarjal, cosa que no se llevó a cabo. Las epidemias de tercianas continuaron asolando la ciudad y en agosto del 85 los enfermos se multiplicaban en los barrios altos de la Serreta, Puerta de Madrid, Salitres, Barrio de San Diego, etc. llegando el número de enfermos en el Real Hospital Militar a 1.496 y en el de la Caridad a más de 300: *el Viático estaba a todas horas por las calles, administrándose a un tiempo por diferentes Sacerdotes; las campanas continuamente tocaban a difunto: por las calles no se veían más que cadáveres, lutos, los semblantes y cortinas negras: había rogativas públicas en todas las iglesias*[103].

El libro de Rodón y Bell donde se relatan estos acontecimientos tiene gran interés desde el punto de vista del uso de la quina y tratamientos asociados para las tercianas, cuando acababa el siglo XVIII. Nos detendremos en primer lugar en el capítulo tercero, donde se describen los métodos terapéuticos al uso en esos momentos en un gran hospital y en una ciudad donde los médicos tenían una gran experiencia con estos enfermos, puesto que Cartagena, a lo largo del siglo, había sido probablemente uno de los mayores focos palúdicos de la península.

Rodón nos describe siempre, los procedimientos apoyándose en multitud de autores, empezando por los clásicos Hipócrates y Galeno y pasando a autores contemporáneos de toda Europa (Sydenham, Boerhaven, Van Swieten, Etmullero, Torti, etc.) incluyendo a los españoles (Mercado, Ribera, Piquer, Alsinet, etc..).

---

103 Ibid. pág. 9.

En primer lugar se refiere a cuál era el uso, hasta entonces, de los *Eméticos o Vomitivos.* Para la mayor parte de autores, antes de iniciar el tratamiento de cualquier tipo de calenturas, los eméticos antimoniales o el tártaro emético, conseguían limpiar el estómago de lo que llamaban las bilis pútridas, además de conseguir una abundante sudoración y en ocasiones purgar el vientre, con lo que, con esta preparación general, el tratamiento posterior sería mucho más eficaz. En caso de contraindicación de estos fármacos o de negativa del enfermo a tomarlos por malas experiencias previas, se usaban purgantes suaves como sales de diversas frutas y nunca purgantes más drásticos, de tipo resinoso.

Una cuestión polémica como fue el uso de sangrías a lo largo del XVIII la aborda Rodón calificándolas de dudosa utilidad en las tercianas, basándose en las más modernas ideas de los autores que cita. Nos da el dato de que, en la última epidemia de Cartagena, el sangrador de la ciudad, Fulgencio Saura, había practicado más de siete mil sangrías en seis meses, lo que a nuestro autor le parece un *abuso detestable.* Cita especialmente a Sydenham el cuál afirmaba que *La sangría siempre es dañosa en las tercianas.* Y de Torti, autor del primer libro sobre las tercianas, recoge su opinión sobre este procedimiento: *Si de la sangría... los enfermos no la sufren sin notable daño u ofensa y muchas veces, después de su uso, se hace la calentura continua.* Y así continúa con innumerables citas sobre la inconveniencia del uso de la sangría en las tercianas y en otras afecciones. Asistimos pues en este capítulo al principio de la desaparición de un procedimiento absolutamente injustificado, que la medicina occidental practicó durante siglos.

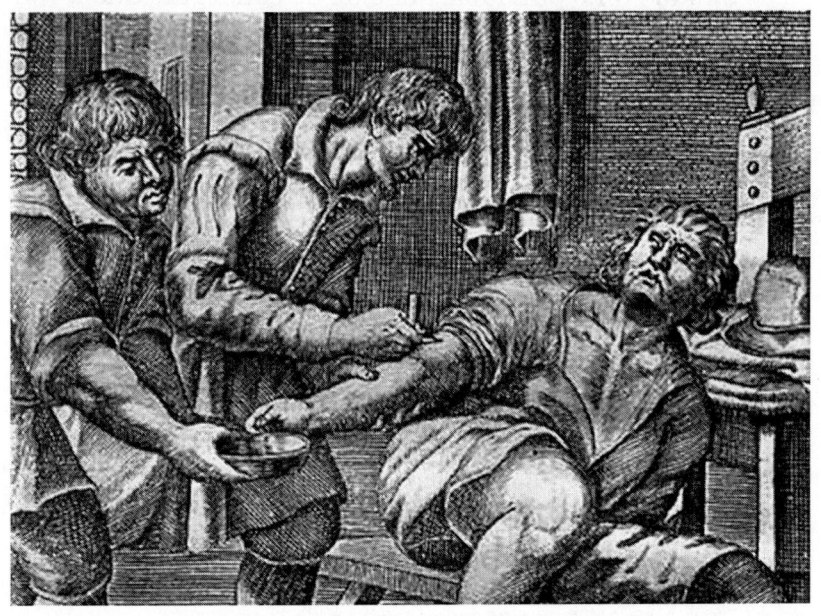

Práctica de la flebotomía o sangría (https://www.saval.cl)

A continuación, nos habla de los *cocimientos y otras bebidas digestivas o aperitivas,* como achicorias con nitro o con cristal tártaro o manzanilla, líquidos que se tomaban libremente y que suplían las pérdidas de los vomitivos y/o purgantes.

En cuanto a la quina, en la generalidad de los casos se administraba una dragma en polvo por cada dosis, siempre en las horas libres de la *accesión*[104]; se aconsejaban seis u ocho dosis al día hasta que no acometía otro paroxismo. Si el enfermo acudía en estado avanzado de su proceso o habiendo empeorado presentaba signos de lo que llamaban malignidad con riesgo de somnolencia e incluso de letargo, entonces se administraban dosis mucho más altas de quina, sin otras preparaciones ni otros fármacos hasta que cedía la fiebre. Algunos médicos, según la sintomatología acompañante, aconsejaban unir la quina a fármacos de la época como *serpentaria virginiana, contrayerba o algunos granos de alcanfor.*

Si el enfermo presentaba síntomas de sopor o incluso pérdida de conciencia, se recurría a los llamados cáusticos o *vegigatorios*. Se trataba de emplastos confeccionados con substancias irritantes como mostaza, levadura, extractos de cantáridas[105], etc. que se aplicaban a la piel y tenían como resultado el levantamiento de ampollas o vejigas llenas de serosidades, *modificando* -decían- *el flujo de los humores*. Los médicos pensaban que eran buenos para *revivir los espíritus en letargo y apoplejía*. Se solían aplicar en la nuca, detrás de las orejas en la espalda, piernas y otras partes[106] y, como bien se puede

---

104 Accesión: acceso febril del paludismo precedido de tiritona y seguido de sudoración profusa.
105 Especie de escarabajo de tilos y fresnos.
106 Pérez García, 2007.

adivinar, eran muy dolorosos, por lo que en el siglo XIX se mezclaban las sustancias a aplicar con cloroformo. Una función similar tenían los sinapismos (*Sinapismum ad plantas pedum*) que se confeccionaban según Rodón con ingredientes parecidos a los de los vejigatorios: rábanos, levadura, vinagre y mostaza, según la fórmula de la Pharmacopea Matritense. A veces no dudaban en utilizar *otros remedios más fuertes como xabon, excremento de Palomas, caracoles machacados, etc.* Como su nombre indica, estos emplastos se aplicaban a las plantas de los pies.

Pero no acababa aquí el martirio al que eran sometidos los enfermos: *si no se lograba sacar al enfermo de su Sopor, Letargo, Apoplejía, Epilepsia, etc., se le ponían unas veces sanguijuelas detras de las orejas, otras ventosas escarificadas entre las escápulas, aplicandole en estas ocasiones a las narices el alkali volatil fluido, o el espiritu de sal amoniaco urinoso, ya solo, ya mezclado con otros fétidos espirituosos como el espíritu de cuerno de Ciervo succinado, o con el aceite del succino fétido...*[107], todo ello con el objetivo de despertar al paciente para administrarle por vía oral las dosis correspondientes de quina. Pero si aun así, no era posible hacerlo se recurría a los *clísteres* o enemas por vía rectal de cocimientos de quina con doncel cocinados con agua o vino, o con una mezcla de ambos, a los que se añadía sal de amoniaco y alcanfor.

---

107 Rodón y Bell, 1787: 58

Al final del capítulo sobre los procedimientos terapéuticos que hasta entonces se habían venido practicando para el manejo de las tercianas *tanto benignas como perniciosas,* el autor hace unas reflexiones sobre los métodos que él en particular venía utilizando con los enfermos ingresados a su cargo. A excepción de las sangrías que él no solía practicar, los eméticos, los purgantes y la quina los administraba con el método general descrito. En cuanto a la utilidad de los *sinapismos* refiere que es muy partidario de ellos ya que dice citando al italiano Torti que *las partes acidas de los Sinapismos, introduciéndose en las venas fabulas, continuamente van disminuyendo y castrando la putrefacción de los humores.* Nos dice que, a las treinta horas de aplicarlos en las plantas de los pies *se hacian grandes vejigas que arrojaban mucho liquido pálido ...cesando el delirio* y mejorando el enfermo. También cita a Gerardo Van Swieten, el discípulo de Boerhaave, el cual creía que los sinapismos *hacen derivar el impetu y copia de la sangre hacia las partes inferiores por cuyo motivo impiden muchos daños en el celebro.*

Sin embargo, él particularmente no era partidario del uso, y mucho menos del abuso, de los *vejigatorios.* En apoyo de esta creencia cita a numerosos autores pero sobre todo se basa en la siguiente descripción que hace de su uso: *hubo enfermos a los que les pusieron siete de ellos, a saber, dos en las piernas, dos en los muslos, dos en los brazos y uno en la nuca; y no contentos con estos tormentosos martirios, les mandaron también algunas ventosas sajadas, cuyos enfermos presentaban el aspecto más compasivo que pudiera ofrecer un martirizado entre los más crueles bárbaros, muriendo los más de estos, después de haber experimentado tanta inhumanidad, que horroriza al corazon más duro.*

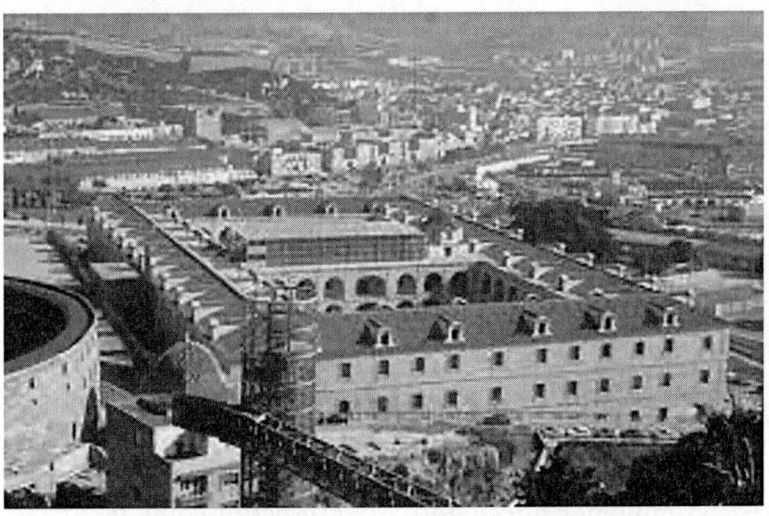

Antiguo Real Hospital Militar de Cartagena , hoy sede de la UPTC

Una vez descritos los tratamientos que aplicaban unos y otros en el Real Hospital Militar, don Martín Rodón constata en su libro que a pesar de todo la epidemia continuaba haciendo estragos en la ciudad. Las complicaciones de las tercianas mantenían a los enfermos *caquécticos, escorbúticos, hidrópicos, consúnticos, obstruidos, etc.,* lo que impelía al intendente de la ciudad a enviar sucesivas peticiones de ayuda a la Corona a través del Consejo de Castilla. El rey finalmente, consultó al Inspector de Epidemias de Cataluña don José Masdevall, el cual envió a su sobrino el dr. don Francisco Llorens, médico de Barcelona, para que aplicara, de forma unitaria, el tratamiento mediante el método Masdevall, en los enfermos de Cartagena. Hemos de detener momentáneamente el relato del libro de Rodón, para ocuparnos brevemente de la figura nacional más relevante de finales de siglo, en lo que se refiere al tratamiento de las epidemias de tercianas en España. Estamos hablando del médico figuerense don José Masdevall Terrades Llobet.

La opiata de Masdevall

El Dr. Masdevall había estudiado en la Universidad de Cervera donde se doctoró, ampliando estudios en la célebre Universidad de Montpellier. En 1783, tras declararse una epidemia de calenturas en la ciudad de Lérida y su comarca, y ante la elevada mortalidad que estaba produciéndose, el Conde de Floridablanca propuso su nombre a S.M. el Rey Carlos III para que le enviara a dicha comarca a poner remedio a la epidemia. Como comisionado del Rey, impuso un método de tratamiento de su invención con unos excelentes resultados, a consecuencia de lo cual fue nombrado Inspector General de Epidemias del Principado y a partir de ese momento gozó de la absoluta confianza del monarca hasta su muerte en 1801. Formó parte del grupo de médicos de la cámara del Rey, perteneció al Real Protomedicato hasta alcanzar la presidencia del Tribunal y el cargo de Primer Médico de Cámara. Dirigió la administración sanitaria del país, sobre todo en lo que se refería al control de fronteras siendo uno de sus mayores logros la unificación, momentánea de los estudios de Medicina y Cirugía entre 1799 y 1801. En las portadas de sus libros se promocionaba además como presidente de la Academia de Medicina de Cartagena, Socio del Real Colegio de Médicos y Cirujanos de Zaragoza y de las Reales Sociedades de París y de Sevilla.

El método de su invención conocido por *método Masdevall* se componía de dos recetas: la *mixtura Antimonial y la Opiata Antifebril*, con las que aseguraba la curación de cualquier calentura pútrida o maligna. A continuación, figuran las recetas de ambos remedios tal y como aparecen en su libro[108], donde describe los excelentes resultados que obtuvo con los enfermos de la epidemia de Cataluña:

Mixtura antimonial

R. *aquæ viperinæ* ʒv. *aquæ benedictæ Rulandi (termino clariori) vini emetici* ʒi. *cremoris tartari pulverati* ʒi. & *fiat mixtura ad usum.*

---

108 Masdevall, 1876

Opiata antifebril

R. *salis absinthi, & salis ammoniaci optime depurati @ᴣ𝟷. tartari stibiati (termino clariori) tartari emetici gra. 18. triturentur in mortario vitreo, aut marmoreo per horæ quadrantem, deinde adde, & misce perfectissimè corticis Peruviani optimi & pulverati ℥𝟷. & cum sufficienti quantitate syrupi de absinthio fiat opiata ad usum.*

La mixtura se componía de tartrato de potasio y antimonio con vino emético disueltos en agua y la administraba en los enfermos menos graves a dosis de una cucharada cada tres horas, alternando con caldos y otras bebidas naturales. La mayor parte de los enfermos leves mejoraban. En caso de persistir la fiebre se pasaba a administrar la opiata, que estaba compuesta por tartratos antimoniales, otros simples y sobre todo quina con lo que se fabricaba un jarabe que se administraba de forma parecida a la mixtura.

Los resultados debieron ser excelentes a juzgar por las diversas cartas de catedráticos de Medicina de la Universidad de Cervera y de otros médicos que figuran al final del libro certificando la feliz extinción de la epidemia en la comarca.

Aplicación del método de Masdevall en Cartagena en 1786

Como decíamos, el sobrino de Masdevall, Dr. Don Francisco Llorens, llegó a Cartagena el 31 de diciembre de 1785. Al día siguiente, 1 de enero, fueron convocados por el Intendente del Astillero, en el salón de conferencias del Real Hospital Militar, todos los médicos del hospital, de la Ciudad y todos los cirujanos de la Armada, en total más de treinta facultativos, a los que se les leyó la Real Orden por la que se les urgía a ponerse bajo las indicaciones del Doctor Llorens, quien les instruiría en la aplicación del método Masdevall para tratar a todos los pacientes existentes en Cartagena afectos de la epidemia. El que se negase a aplicar la orden real, *incurriría en su Real desagrado y sería rigurosamente castigado.*

El médico comisionado, en su discurso consideró las aguas estancadas del Almarjal como la causa de las fiebres pútridas, remitentes e intermitentes, muchas de las cuales se consideraban malignas como lo demostraban las lesiones miliares y petequiales que presentaban los pacientes, pasando posteriormente a la explicación técnica, composición y uso del método concretado en la *Mixtura Antimonial* y en *la Opiata Antifebril.*

De la lectura del libro de Rodón se desprende que el autor se hallaba totalmente convencido de la bondad del método Masdevall por lo que en el capítulo titulado *Reflexiones sobre la utilidad de este método*[109], se deshace en alabanzas sobre los resultados, no solo en los enfermos de su sala de hospitalización, sino que también afirma que

---

109 Rodón y Bell, 1787: 88

quedaron maravillados todos los Facultativos de este Hospital, los del Pueblo y Armada al ver los repetidos y tan prontos alivios que notaron en muchos enfermos agobiados con los síntomas más letales... A continuación hace referencia a determinados enfermos ingresados en determinadas camas, a los que nombra por sus apellidos y con el del médico que los atendía (*enfermo n° 3 de la Sala de San Luis a cargo de Don Benito Saez; Rodrigo Montero, cabo de la primera Compañía del cuarto Batallón de Marina de 52 años, ingresado en el n° 14 de la Sala de San Fulgencio al cuidado de Don Ysidoro Gonzales, etc...).,* sobre los que presume que no se le practicaron sangrías ni se le aplicaron vejigatorios, y que recobraron la salud junto a otros muchos.

En el resto del largo capítulo detalla todo tipo de enfermos, con multitud de complicaciones, y como fueron curando y abandonando el Hospital hasta conseguir lo que nunca habían soñado, que las camas quedaran libres de aquellas terribles enfermedades y de sus complicaciones, Todo ello con un tono adulatorio y de excesiva subordinación al Dr. don José Masdevall, el cual, por cierto, acabaría siendo nombrado Presidente Honorario de La Academia Médico Práctica de Cartagena de la que era secretario el autor del libro. Su opiata alcanzó un gran prestigio y una enorme difusión en años siguientes por toda Europa.

De hecho, 4 años después, en 1791, se publicó en Ferrara (Italia) una colección de opúsculos de diversos autores españoles sobre el método curativo de Masdevall entre los que destaca la obra de Martín Rodón referente a la epidemia de Cartagena de 1786. El correspondiente opúsculo de la colección es un resumen del libro citado de Rodón publicado en España en 1787. Esta colección fue traducida del español al italiano por el abad Pedro Montaner[110].

Sin embargo, tenemos el testimonio histórico de un personaje, ajeno a estos acontecimientos, que cuenta las cosas de otra manera. Nos referimos al clérigo inglés Josef Townsend que en aquellos años visitó Cartagena en el curso de un viaje que realizó a España y cuya experiencia relató en un famoso libro[111]. Townsend, además de clérigo de la Iglesia de Inglaterra, era médico por lo que le llamó la atención la epidemia de fiebres pútridas e intermitentes imperante cuando llegó a Cartagena en 1786. Refiere que en los tres últimos meses del año anterior habían perdido la vida en la ciudad 2.500 personas a causa de las aguas estancadas en el Almarjal (lo llama *Almojar*) por lo que cuando las noticias llegaron a la Corte, el Rey ordenó que se tratara a todos los enfermos, sin distinciones, con el método de Masdevall. En el libro transcribe las recetas de la mixtura y de la opiata. También relata una conversación, que meses más tarde tuvo en Madrid, concretamente en el Escorial, con el famoso médico de cámara, cuando habla-

110 Rodón y Bell, 1791 (cortesía del profesor J.M. Sáez Gómez)
111 Townsend, 1792

ron como colegas de la patogenia de la enfermedad y de los saludables efectos que los fármacos tenían sobre los pacientes. Sin embargo, cuenta que los médicos de Cartagena con los que habló, referían que daban crédito a los fármacos de Masdevall pero que no les parecía lógico que se aplicaran a todos los enfermos al margen del tipo de enfermedad que presentaran. Escribieron a la Corte expresando sus recelos y la contestación fue, según Townsend[112], una orden tajante del Rey, transmitida a través del Intendente del Astillero, de que debían utilizar ese tratamiento y que, en caso de desobediencia, *the prisons were prepared, and the guards in waiting to execute his orders* (las prisiones estaban dispuestas y la guardia esperando ejecutar sus órdenes). Así las cosas, dice Townsend, los médicos decidieron utilizar la opiata en todos los enfermos y posteriormente certificaron (lo veremos más adelante en el relato de Rodón y Bell) que no había medicamento más eficaz que el recomendado por la Corona. Pero el pueblo al parecer no se sometió tan fácilmente al mandato real. La gente, sabiendo que los médicos solo les iban a recetar el medicamento «oficial», decidió en gran número no avisar a los médicos cuando caían enfermos, con lo que por un lado los médicos en la ciudad no trabajaban y los enfermos se jugaban a suerte sus vidas, con lo que la orden finalmente fue retirada y se dio libertad a los médicos para usar las medi-

---

112 Ibid. pág. 140

cinas según su criterio. Townsend nos refiere que se trata del primer caso que él conocía de despotismo sobre los médicos, controlando sus funciones y decretando uniformidad en las prescripciones[113]. A continuación, describe el gobierno de la ciudad con un gobernador militar, un alcalde mayor, treinta regidores, cuyos cargos eran hereditarios y dos síndicos elegidos por la gente. El gobernador era además juez de militares y extranjeros y el alcalde presidía el tribunal para ciudadanos. No nos extenderemos en las consideraciones que nuestro viajero hace del gobierno de Cartagena con sus innumerables escribanos, un gobierno que trata de corrupto y vicioso, por lo que proseguiremos con el relato de la epidemia.

En los últimos capítulos del libro se exponen un gran número de casos concretos de pacientes con nombre, apellidos y profesión, afectos de diferentes enfermedades, todos curados mediante el método Masdevall. El propio Dr. Rodón intenta contestar a la pregunta que muchos se hacían de como era posible que un solo fármaco curara enfermedades tan diferentes en su origen y manifestaciones clínicas, que afectaban a diferentes edades, sexos y estado previo de salud, contestando que las enfermedades obedecen en su origen a dos únicos efectos: o putrefacción febril o venereo; *toda enfermedad, por lo regular, o proviene del fermento putrido febril o del fer-*

---

113 A este respecto, cf. Casal, 1951: 87, donde figura la traducción íntegra de lo relatado por Townsend en su libro sobre la epidemia.

mento pútrido venereo, cuya curación deve ser precisamente o con especificos anti putrido-febriles o con especificos antipútrido venereos. Pone como ejemplo el mercurio como específico contra el mal gálico (la sífilis) que se presenta de distintas formas según las *naturalezas, edades, complexiones, sexos, climas, etc.* De la misma manera, dice que la *opiata de Masdevall, es un específico antipútrido mucho más general, mucho más precioso que la más especial quina usada anteriormente* (y) *vence por lo general todos los males que provienen de la putrefacción febril[114].* Sería pues, este específico, una quina acompañada de otros fármacos lo que ampliaría sus indicaciones, convirtiéndola en casi una panacea para cualquier enfermedad febril.

Finaliza el libro con el listado de «*certificaciones*» (opiniones facultativas) de los diferentes médicos sobre el uso de la opiata, en las que afirman los indiscutibles buenos resultados terapéuticos en sus enfermos[115]. Los médicos citados son los siguientes:

Dr. Don Benito Sáez, primer médico del Real Hospital.

Don Isidoro González, médico segundo del Real Hospital.

---

114 Rodón y Bell, 1787: 157.

115 A estas certificaciones se les dio publicidad en la prensa de Madrid, concretamente en el *Memorial Literario Erudito y Curioso* de octubre de 1786, página 253, con el título: *Progresos del método curativo del Dr. Don José Masdevall, Médico de Cámara de S.M., e Inspector General de Epidemias.*

Don Ginés Alcaraz Navarro, médico de esta ciudad.

Don Juan Pérez de Mena, académico matritense.

Don Juan Calderón, del barrio de San Antonio y médico provisional del Hospital.

Dr. Don Francisco de Paula Exea.

Dr. Don Pedro Claver, médico provisional del Hospital.

Don Francisco Martínez.

Don Ginés Alcaraz Rosique, médico del Real Hospital de Caridad.

Don Josef Juan, médico provisional del Real Hospital.

Don Francisco Durand.

Don Joaquín Lerga.

Don Juan Guillin, médico del Real Hospital de la Caridad.

Don Salvador Climent.

Don Bernardo Vivancos.

Don Josef Vives.

Don Gaspar Villagarcía, Ayudante de Cirujano Mayor de la Real Armada y Mayor del Real Hospital de este Departamento.

Seguidos de una larga lista de Cirujanos de la Armada.

La quina como profiláctico en el siglo XVIII

Para acabar esta sección nos referiremos al uso que de la quina como profilaxis de las fiebres tercianas que aparece como un capítulo diferenciado en el libro citado de Thomas de Salazar *Tratado del uso de la quina*[116].

Atribuye el autor al médico militar inglés Dr. Lind el uso de la quina en los navíos ingleses cuando viajaban a lugares sospechosos de endemia de tercianas como las costas africanas, mediante un método que consistía en *infundir la quina con mitad de cáscaras de naranja en aguardiente, y dar dos onzas al día a cada Marinero de la infusión, una por la mañana y otra al levantarse de noche a la guardia,* con lo que se conseguía preservar a la mayoría de las tripulaciones de la infección de calenturas.

El propio Salazar relata que, en su práctica profesional en el Puerto de Santa María, tomaba *cada día una dragma y a veces dos* para evitar ser contagiado en medio de los numerosos enfermos que tuvo que asistir, y establece las indicaciones del uso de la quina como profiláctico. En primer lugar, aconseja su uso en personas que tenían la obligación de trabajar, como los agricultores, en zonas afectas por las tercianas, en especial las cercanas a las lagunas y zonas encharcadas y en los periodos posteriores a intensas lluvias. También la recomendaba al personal que asistía a los tercianarios en hospitales, cárceles o casas particulares y a los convalecientes de terciana. La dosis que recomendaba era de una dragma de quina disuelta en vino, naranjada o limonada, dos veces al día,

---

116 Salazar, 1791: 81

por todo el tiempo que dure el riesgo de la infección. En todos los casos aconsejaba medidas higiénicas como extremar la limpieza, permanecer el menor tiempo posible en las zonas infectadas y llevar una dieta saludable. Se le hicieron objeciones sobre lo costoso del método, ya que la quina no era precisamente barata, a lo que Salazar respondía que más gravoso era curarse la enfermedad (gastos de dieta, médico y botica) además de que había que considerar las jornadas de trabajo perdidas y termina reflexionando de esta manera: *En fin, aun quando mis consejos no tengan efecto, mi obligación en esta obra no es escribir lo que los hombres harán, sino lo que deberían hacer. Acaso el tiempo y la razon venceran dificultades que hoy parecen inaccesibles.* Efectivamente la quina se utilizó en todo el mundo como profilaxis durante el siglo XX en los ejércitos y en los viajeros a zonas endémicas, salvando infinidad de vidas.

Sección quinta, donde se trata de la malaria o paludismo en la actualidad, un problema infeccioso mundial que está lejos de su resolución

Utilizaremos en esta última sección datos actuales de dos importantes fuentes. En primer lugar, de la Organización Mundial de la Salud (OMS) cuyas detalladas y extensas publicaciones recogen con la mayor autoridad la situación exacta de la prevalencia de la malaria en el mundo, así como los datos referentes a los resultados de los planes de prevención, diagnóstico y tratamiento de la misma a nivel mundial y por países.

Por otro lado, recurriremos a las publicaciones del Copenhagen Consensus Center, un *think tank* que preside el académico, escritor y activista medioambiental Björn Lomborg. Concretamente nos referiremos al libro[117] recientemente aparecido, sobre las prioridades que esta institución establece a nivel mundial para resolver los problemas más acuciantes establecidos por las Naciones Unidas en estos momentos. Entre ellos figura la malaria, una enfermedad que continúa siendo endémica en el África subsahariana y para la que el consenso de Copenhague propone

---

117 Lomborg, 2023.

una intervención con un coste de 1.100 millones de dólares al año, lo que evitaría alrededor de 200.000 muertos en cada campaña anual.

Situación actual de la malaria en el mundo

Entre los años 2000 y 2015 la incidencia global de casos de malaria disminuyó en un 37 %, con lo que las tasas de mortalidad por esta enfermedad se redujeron en un 60 %. La Organización Mundial de la Salud (OMS) estableció una estrategia para los siguientes 15 años[118] pero la disminución de los fondos de inversión previstos y especialmente la epidemia de COVID-19 ralentizaron los progresos de lucha contra la malaria, de tal manera que a mitad de camino, en el año de 2023, el proceso de mejora está detenido[119].

Los éxitos de la lucha antimalárica a lo largo del siglo XX que podemos ver en la gráfica siguiente se debieron al uso de los derivados de la quina tanto como profiláctico en viajeros a zonas endémicas como tratamiento de la enfermedad establecida. La aparición de resistencias de los diferentes parásitos del género *plasmodium* obligaron a la ciencia a desarrollar y utilizar los innumerables derivados de la quinina (las industrias Bayer-Meister-Lucius llegaron en 1930 a fabricar hasta 12.000 compuestos con

---

118 WHO Global Technical Strategy for malaria 2016-2030.
119 Shretta, 2023.

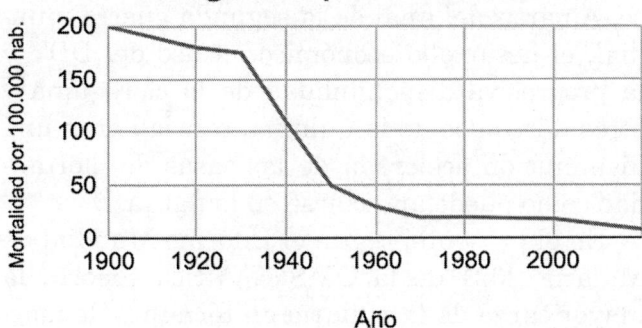

Mortalidad global por Malaria

Mortalidad por malaria en el siglo XX.
Elaboración propia con datos de la OMS

propiedades antimaláricas relacionados con la quinina y sus alcaloides[120]). A finales del siglo XX, las continuas apariciones de resistencias a los derivados de la quinina obligaron a la investigación occidental a recurrir a fármacos ya conocidos en la medicina tradicional de China y Sudeste asiático como fue el caso de la *artemisinina*[121] la cual, desde entonces, es recomendada por la OMS, sola o asociada a otros productos.

Tan importante como la quina fue la aparición en el siglo XX del insecticida DDT. En muchos países, especialmente desarrollados, la fumigación de zonas endémicas y del interior de viviendas, fue suficiente para erradicar totalmente al vector, el mosquito *Anopheles,* y por consiguiente la malaria de los mismos, con lo que la enfermedad se fue retirando a los países más pobres de

---

120 Giménez Pardo, 2021.
121 Fue descubierta por la investigadora china Tu Youyou en 1972 lo que le valió el premio Nobel de Medicina en 2015.

África, Sudamérica, la India y el Sudeste asiático. A partir del final de la segunda guerra mundial, el desarrollo económico, el uso del DDT y la progresiva disponibilidad de la cloroquina y otros derivados de la quinina, consiguieron una disminución acelerada de las tasas de mortalidad como puede apreciarse en la figura.

En el presente, según el Informe Mundial de Malaria 2021 de la OMS[122], África soporta la mayor carga de la malaria en términos de morbilidad y mortalidad. Concretamente, de los 234 millones de casos ocurridos en todo el mundo, el 95 % se dieron en África[123], así como el 96 % de todas las muertes (593.000). El informe destaca que el 80 % de dichas muertes las sufrieron niños menores de 5 años. En 2021, cuatro países de la región africana —Nigeria (26,6%), la República Democrática del Congo (12,3%), Uganda (5,1%) y Mozambique (4,1%)— tuvieron casi la mitad de todos los casos de malaria del mundo.

Profilaxis y tratamientos actuales

La OMS aconseja en la actualidad a los viajeros que tengan previsto viajar a países

---

122 https://cdn.who.int/media/docs/default-source/malaria/world-malaria-reports/wmr2022-regional-briefing-kit-spa. pdf?sfvrsn=-7cb400ed_6

123Los veintinueve países más afectados son Nigeria, República Democrática del Congo, Tanzania, Mozambique, Uganda, Burkina faso, Malí, Níger, Angola, Costa de Marfil, Camerún, El Chad, Kenia, Ghana, Benin, Guinea, Etiopía, Madagascar, Zambia, Sierra Leona, Sudán del Sur, Sudán, Malawi, Burundi, República Centro africana, Liberia, Senegal, Togo y Ruanda. (datos del Consenso de Copenhague) considerados como endémicos para la malaria, previa visita a los Servicios de Salud del país de origen, el uso de *atovaquone* + *proguanil*, una combinación que inhibe la fase del parásito en el hígado, así como en sangre. Se toma desde el día anterior al viaje hasta siete días después del regreso. En cualquier caso, se recomienda seguir las prescripciones de los Servicios de Salud de cada país, en constante actualización debido a las cambiantes situaciones de las resistencias de los parásitos en los países de destino.

En los países endémicos se aconseja la quimioprofilaxis en mujeres embarazadas, en niños menores de 5 años, en niños en edad escolar y en otras situaciones como en la malaria estacional, la quimioprofilaxis de los enfermos tratados que han recibido el alta médica, en enfermos inmunocomprometidos, etc.

En cuanto al tratamiento, debido a las resistencias que el *P. falciparum* ha ido generando tanto a la cloroquina como a otros fármacos, la OMS aconseja el uso de combinaciones de fármacos basadas en la *artemisinina* (protocolo ACT: artemisinin-based combination therapy). En el caso de la malaria no complicada, el tratamiento se completa en el corto periodo de tres días y suele ser bastante efectivo. No entraremos en más detalles por no ser este libro el lugar apropiado para hacerlo.

Las mosquiteras tratadas con insecticidas de larga duración

La mayor parte de los expertos que estudian el problema de la malaria en África están de acuerdo en que la prevención y el tratamiento de la enfermedad con fármacos y el uso generalizado de insecticidas como el DDT no son suficientes para disminuir la morbimortalidad de forma significativa. El *P. falciparum* en África es de una variedad muy mortífera, lo que se asocia al hecho de que los agentes transmisores de la enfermedad, los mosquitos, pican casi exclusivamente a los humanos y apenas lo hacen al ganado. Esto último supone que la transmisión de la enfermedad en África se produce a una escala muy superior al resto del mundo, donde la existencia de ganado ha disminuido significativamente las picaduras al ser humano.

Por otro lado, cuando los parásitos empezaron a desarrollar resistencia a la cloroquina en 1978, lo que en otros países con la enfermedad casi controlada no supuso una disminución de las tasas de la enfermedad, en el caso de los países africanos supuso un rebrote de la malaria, como podemos ver en la gráfica, ya que, en dichos lugares, la cloroquina ya era ineficaz y los nuevos tratamientos tardaron décadas en llegar a todo el continente.

Mortalidad en África por malaria

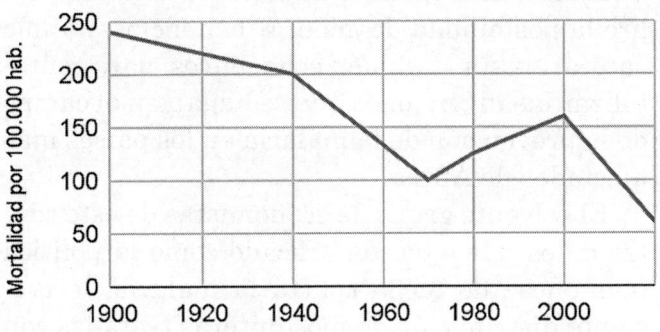

Mortalidad en África por malaria en el siglo XX.
Elaboración propia con datos de la OMS

Solo a partir del año 2000 se observa una decidida disminución de la mortalidad en el continente africano debida en parte, a la difusión de los test de diagnóstico rápido que permitieron en solo diez años la realización de 3.500 millones de test y la administración de 3.500 millones de tratamientos completos basados en la *artemisinina*.

Pero el impulso definitivo lo dió el uso de las mosquiteras, denominadas internacionalmente LLIN por sus siglas en inglés (Long-lasting Insecticidal Net), que han supuesto una revolución en el tratamiento preventivo o de barrera de la malaria en los últimos años.

Como decíamos al principio del capítulo, el progreso en la lucha contra la malaria en África está detenido por las razones que exponíamos de falta de fondos junto a la interferencia que supuso la epidemia de Covid-19. Pues bien, el Consenso de Copenhague está investigando sobre la posibilidad de generar beneficios, no solo sanitarios sino también económicos, para rentabilizar las inversiones que se hagan en el campo de la prevención de la malaria en los países más afectados de África.

El solvente grupo de economistas de este centro de estudios ha identificado como la política más eficaz de lucha contra la malaria, la creciente distribución de mosquiteras tratadas con insecticidas de larga duración. En el trabajo publicado por Shretta y Ngwafor en el *Journal of Benefits Cost analysis,* de la Cambridge University Press de 2023, concluyen que un incremento anual del número de mosquiteras del 10% con respecto a las existentes en 2020 supondría, hasta 2030, evitar 1.070 millones de casos clínicos y preservar 1.337.069 vidas.

No daremos más datos numéricos para no cansar a los lectores, pero los beneficios económicos de tal política se cuantifican en una sustancial disminución de los gastos sanitarios de los sistemas de salud en lo que se refiere a fármacos y hospitalizaciones además de una reducción de los gastos de las familias para el tratamiento de la malaria. A todo ello hay que sumar las ganancias en productividad que genera la disminución del absentismo laboral de enfermos y cuidadores. Por cada dólar invertido en este sistema se producen, según los autores del trabajo, 48 dólares de beneficio social.

Basándose en estos estudios Lomborg afirma en su libro: *Esta política no solo tiene el potencial de salvar miles de vidas al año, sino que también puede conseguir que las sociedades sean más productivas. Las mosquiteras contra la malaria se encuentran entre las mejores inversiones que puede hacer la humanidad a lo largo de esta década*[124].

La vacuna contra la malaria

Las vacunas autorizadas y disponibles contra la malaria a finales de 2023 están indicadas en niños menores de 5 años que viven en países donde el paludismo es endémico y especialmente en zonas donde la transmisión es moderada o alta. Previenen exclusivamente el desarrollo de la enfermedad por *P. falciparum* y se administra en cuatro dosis a partir de los cinco meses de edad.

La primera vacuna que recomendó la OMS en octubre de 2021 fue la llamada RTS, S/AS01[125] basada en un antígeno de superficie del esporozoito del *P. falciparum*. La vacuna se ensayó en humanos en fase 3 desde 2019 en más de dos millones de niños de Ghana, Kenya y Malawi, con un impacto muy favorable en términos de hospitalizaciones por formas graves y de vidas salvadas. Los datos numéricos estarán disponibles a partir de diciembre de 2023. Desde oc-

---

124 Lomborg, 2023: 144.
125 Producida por Glaxo SmithKline

tubre de 2023. la OMS también recomienda la utilización de la nueva vacuna R21/Matrix-M la cual presenta una eficacia similar a la primera. Ambas son inocuas y se espera salvar miles de vidas en los próximos años con su aplicación generalizada. En la revista *The Lancet* de 1 de febrero de 2024 se publica on line un estudio de fase 3, multicéntrico, doble ciego con esta vacuna cuyos resultados, en 5477 niños de cuatro países africanos, acreditan una eficacia del 75 % a los 12 meses. Sin embargo, ambas vacunas están en fase de precalificación por parte de la OMS, un requisito previo y necesario para que las mismas se puedan comercializar internacionalmente y ser compradas por parte de organismos de las Naciones Unidas como Unicef y Gavi (Alianza para la vacunación).

Pero el programa de implementación programado por la OMS continúa y las previsiones son que, al menos en 28 países africanos, de aquí a 2026, precisarán entre 40 y 60 millones de dosis al año y se llegará hasta los 100 millones de dosis en 2030.

El Director Asociado de Inmunización de UNICEF, Ephrem T. Lemango afirmó recientemente con motivo del lanzamiento para los dos próximos años de 18 millones de dosis de la vacuna RTS, S/AS01. *«Casi cada minuto, un niño menor de cinco años muere de malaria. Durante mucho tiempo, estas muertes se han podido prevenir y tratar; pero el lanzamiento de esta vacuna dará a los niños, especialmente en África-*

ca, una oportunidad aún mayor de sobrevivir. A medida que aumenta la oferta, esperamos que aún más niños puedan beneficiarse de este avance que salva vidas».

La inminente difusión por parte de la OMS de las vacunas de Glaxo SmithKline y de la Universidad de Oxford, supone la última etapa de la lucha mundial contra la malaria que iniciaron los médicos españoles en el siglo XVII y que esperamos que, en unos años, acabe con la erradicación total de la enfermedad en el mundo.

 Bibliografía

Alberola Romá, A. (2023). La enfermedad entre líneas: fiebres tercianas y calenturas en la correspondencia de algunos ilustrados españoles en la primera mitad del siglo XVIII. *Cuadernos dieciochistas*, 24, 2023, pp. 91-114.

Angulo, E. (2017) *Historias de la malaria: El charlatán y caballero Sir Robert Talbor*. Cuaderno de Cultura Científica (CCC). Cátedra de Cultura Científica de la UPV/EHU. https://culturacientifica.com/series/historias-de-la-malaria/

Carpena Chinchilla, F.J., Soriano Palao, J. (2023) *La asistencia médica en Caudete en el siglo XVIII. El manuscrito Estruch*. Ed. Tirano Banderas, Murcia.

Carter, R., Mendis, Kamini N. (2002) *Aspectos evolutivos e históricos de la carga de la malaria*. Clin. Microbiol. Rev. 2002 octubre; 15(4): 564–594.

Casal, F. (1951), Dos epidemias de peste bubónica en Cartagena, en el siglo XVII (1648-1676) y una terrible de paludismo en 1785. *Murgetana*, n° 3, pp. 33-92.

Castejón Porcel, G. (2015) Paludismo en España en los siglos XVIII-XIX. *Investigaciones Geográficas,* n° 64, julio - diciembre de 2015, pp. 87 - 103.

Cuvi, N. (2018) Tecnociencia y colonialismo en la historia de la cinchona. *Asclepio*, 70 (1): p215. https://doi.org/10.3989/asclepio.2018.08.

Ferrándiz Araujo,C. (1981). *Historia del Hospital de la Caridad de Cartagena.* (1693-1900). Murcia.

Ferrándiz Araujo, C. (1998). *El Hospital Municipal Medieval de Nuestra Señora Santa Ana de Cartagena.* Cartagena.

Ferrándiz Araujo, C. (2002) Las fortificaciones sanitarias de Cartagena y la medicina de la ilustración. La enfermedad del Almarjal. *Murgetana*, nº 107, pp. 93-103.

Frías Núñez, M. (2001) Acerca de la utilización de la quina americana. *Estudios de historia das ciencias e das técnicas: VII Congreso de la Sociedad Española de Historia de las Ciencias y de las Técnicas.* Pontevedra, 14-18 de septiembre de 1999 / coord. por María Mercedes Álvarez Lires, Vol. 2, págs. 847-854.

Frías Núñez, M. (2003) El discurso médico a propósito de las fiebres y de la quina en el tratado de las calenturas (1751) de Andrés Piquer. *Asclepio,*Vol. LV-1.

Gandía, E. (2023) *Francisco Cerdán, médico. La biografía del villenense más relevante del S. XVIII.* Ed. M.I. Ayuntamiento de Villena. Biblioteca Municipal.

Giménez Pardo, C., (2021) De la quina a la vacuna de la malaria. *Revista de Investigación y Educación en Ciencias de la Salud RIECS*, 6, S1; https://www.who.

int/malaria/publications/world-malaria-report-2019/
report/es/

Granjel, L.S., (1979) *Medicina española del siglo XVIII* en Historia General de la Medicina Española, Tomo IV, Ed. Universidad de Salamanca. Pág. 102.
Guerra, F. (1977), El descubrimiento de la quina, *Medicina e Historia*, n° 69, 7-26.

Lomborg, B. (2023) *Lo que si funciona* Ed. Deusto, Barcelona.

López Piñero, J.M., Calero, F., (1992). *De pulvere febrifugo occidentalis Indiae (1663) de Gaspar Caldera de Heredia y la introducción de la quina en Europa.* Cuadernos Valencianos de Historia de la Medicina y de la Ciencia, XXXIX Serie A. Monografías. Instituto de Estudios Documentales e Históricos sobre la Ciencia. Universidad de Valencia C.S.I.C.

López Piñero, J.M., (1993), Juan de Cabriada y el movimiento «novator» de finales del siglo XVII, *Asclepio*, vol. 45, n° 1, Valencia.

Nájera, J.A., González Bueno, A., Baratas Díaz, A., (2009), *Guía didáctica sobre la malaria.* Ed. Biblioteca Nacional de España. Madrid.

Núñez Freile, Byron, (2021) "La quina de Loja, el remedio de la humanidad", *Boletín de la Academia Nacional de Historia*, vol. XCIX, N°. 206-B, julio-diciembre 2021, Academia Nacional de Historia, Quito, pp.321-335.

Paredes, C. (2020) *Andrés Piquer y Arrufat (1711-*

1772) *un médico ilustrado entre la Universidad de Valencia y la Corte*. Universidad de Valencia. Tesis Doctoral.

Pereda Hernández, M.J. (2009) De villa a ciudad: la evolución histórica de Almansa a lo largo del siglo XVIII. *Al-basit: Revista de estudios albacetenses*, n° 53, p. 237-286.

Pérez García, M.S. (2007), *Análisis Histórico-Bibliográfico de medicamentos de uso tópico*. Universidad de Granada. Tesis Doctoral.

Pérez Medina, T. (2005) "Paisaje Construido. La huerta de Villena. De la incorporación real a la desecación lagunar". I Ayudas a la Investigación. Fundación Municipal "José María Soler". Villena.

Pérez Moreda, V., (1982). El paludismo en España a fines del siglo XVIII: la epidemia de 1786. *Asclepio*, XXXIV, pp. 295-315.

Peset, M., Peset, J.L. (1978) Epidemias y sociedad en la España del antiguo régimen. *Estudios de historia social*, 4 (1978), 7-28.

Ponce Herrero, G. (1989), *El corredor de Almansa. Estudio geográfico*. Instituto de Estudios Albacetenses "Don Juan Manuel". Serie 1, n° 41. Albacete.

Rey Bueno, M, (2015). Guerras panfletarias en torno a la quina. Documentación inédita (1638-1705). *Pecia Complutense*. Año 12. Num. 23. pp. 21-34.

Rico-Avelló y Rico, C. (1947). Aportación española

a la historia del paludismo. *Revista de Sanidad e Higiene Pública*. Mayo, junio y julio, año XXI. págs. 1-114.

Riera, J., 1994. *Quina y Malaria en la España del siglo XVIII*. Ed. Uriach. Barcelona.

Riera, J. (coord), 1997. *Medicina y quina en la España del siglo XVIII* Acta Histórico-Médica Vallisoletana. I, Monografías. Seminario de Historia de la Medicina. Universidad de Valladolid.

Sáez, J.M. (1987), *Historia de la Sanidad Municipal en la Murcia de la primera mitad del siglo XVIII*. Tesis Doctoral. Departamento de Historia de la Medicina. Universidad de Murcia.

Sáez, J.M., Marset, P. (1992), Las instituciones científico-médicas en la Murcia del XVIII: Un intento fracasado de renovación de la formación médica. *Acta Hispanica ad Medicinae Scientiarumyue Historiam Illustrandam*. Vol. 12, 1992, pp. 283-290.

Sáez, J.M., Marset, P. (1993), Profesionales sanitarios en el Murcia del siglo XVIII. Número, evolución y distribución. Asclepio, vol. 45, no 2, pp. 71-101.

Sáez, J.M., Marset, P. (1993), La producción científico-médica murciana en el siglo XVIII. *LLUL,* vol. XVI, pp.537-548.

Sáez, J.M., Marset, P. (2000), Teoría académica y práctica ciudadana en el paludismo. Las causas de las enfermedades endémicas en Murcia durante el siglo XVIII desde la perspectiva de la Administración Local. *Asclepio* Vol. LII-1, pp.167-183 .

Sánchez García, M.A. (2012) *Sociedad, medicina e ilustración en el medio rural albacetense: Francisco Martínez Villaescusa (1740-1793).* Instituto de Estudios Albacetense, Serie I. Estudios. Número 205. Albacete.

Sánchez García, M.A. (2013) Una institución desconocida: La Sociedad Médica de la Real Congregación de Nuestra Señora de la Esperanza. *Medicina e Historia* nº 2 Quinta época. p. 4-5.

Sánchez Romero, G. (2005), Las epidemias en Caravaca de la Cruz (Murcia): el cólera morbo asiático de 1855 y 1885. *Murgetana,* nº 112, pp. 135-147.

Shretta, R., Ngwafor, R. (2023) Benefits and Costs of Scaling up Coverage and Use of Insecticide Treated Nets. *Journal of Benefits Cost Analysis,* Vol 14, No. S1, Cambridge University Press.

Soriano Palao, J., Carpena Chinchilla, F.J., (2021) *La asistencia sanitaria en el medio rural español. Yecla (Murcia) 1700-1850.* Ed. Tirano Banderas, 463 páginas. Murcia.

Alsinet, J. (1763) *Nuevas utilidades de la quina demostradas*. Madrid. Imprenta de Don Antonio Muñoz del Valle. Calle del Carmen.

Anónimo (1786), *Memorial Literario,* octubre de 1786, nº XXXIV, p. 187.

Calancha, A. (1639). *Coronica moralizada del Orden de San Agustín en el Perú con sucesos ejemplares vistos en esta Monarquía*. Ed. Pedro Lacavallería. Barcelona.

Cerdán, F. (1760). *Disertación Physico-Medica de las virtudes medicinales, uso y abuso de las aguas termales de la Villa de Archena, Reino de Murcia, comunicada a la Real Sociedad Medica de Nuestra Señora de la Esperanza de la Corte y Villa de Madrid*. Imp. Joseph Alagarda. Orihuela.

Cerdán, F. (1766). *Disertación médico-clínica-políticoforense por la que se manifiestan las principales materias, en las que deben ser instruidos los Practicantes de Medicina, antes de exercer dicha facultad*. Imp. Felipe Teruel. Murcia.

Colmenero, J., (1697). *Reprobacion del pernicioso abuso de los polvos de la corteza de el quarango o China China*. Eugenio Antonio García. Salamanca.

García de Burunda, J., (1785) *Informe del Real Proto-Medicato en que se proponen las observaciones médicas para indagar las causas y metodo curativo de las Tercianas, tomando noticia de los progresos de esta enfermedad en el presente año de 1785, que puedan servir de preservativo en adelante.* Imprenta de Don Antonio de Sancha. Madrid.

Martínez Villaescusa, F.A., (1779) *Noticia de una nueva virtud que ha descubierto en la Kina y ha confirmado con particulares observaciones.* Imprenta de Felipe Teruel, Murcia.

Martínez Villaescusa, F.A., (1786) *Sobre el uso de la quina en los fluxos uterinos de sangre comprobados con tres casos felices* (En *Memorias Académicas de la Real Sociedad de Medicina y demás Ciencias de Sevilla. Extracto de las obras y observaciones presentadas en ella.* Tomo IV, págs. 597-601. Sevilla, imprenta de José Padrino y Solís.

Masdevall, j., (1786) *Relacion de las epidemias de calenturas pútridas y malignas que en estos ultimos años...* Segunda Edición. Imprenta Real.

Ortiz, M.J., (1789), *Discurso del Doctor Don Manuel Joaquín Ortiz sobre la epidemia de Pamplona.* Imp. de Benito Cosculluela. Pamplona

Pastora (de la), I., (1854) *Una verdad histórica relativa al uso del agua por los médicos españoles en el tratamiento de las enfermedades.* Tesis Doctoral. Universidad Complutense. Imp. Diz y Compañía. Madrid.

Pérez, V. (1757), *Judicial justificación hecha a instancia de D. Vicente Perez (Vulgo el Médico del Agua) de las enfermedades cronicas, habituales, y desahuciadas por los médicos y actuales curadas con brevedad, seguridad y, placer de los dolientes con el admirable methodo del agua aplicada debidamente en quantidad, qualidad, ocasion, y modo, sin excusar, quando la naturaleza lo pide, e indica, el uso de la sangría, y otros medicamentos simples, y nada perjudiciales, assi interiores como exteriores. Estos son parte de los casos en las ocasiones de haber sido llamado por apelacion a esta Corte.* Biblioteca de la Universidad Complutense. Madrid.

Piquer, A. (1751). *Tratado de las calenturas segun la observacion y el mecanismo.* Imp. de Joseph García. Plaza de Calatrava. Valencia.

Rodón y Bell, M. (1787). *Relación de las epidemias que han afligido a la ciudad de Cartagena,* Imprenta de Pedro Ximenez, Cartagena.

Rodón y Bell, M. (1791) Opusculo II. [...] Intorno il metodo curativo del nobile signore Don Giuseppe de Masdevall. *En: Collezione di opusculi intorno al método proposto dal nobile signore Don Giuseppe de Masdevall, medico di camera del re cattolico per guarire le febri putrido-maligne ed altri analoghi mali. Prima parte. Opusculo del Sig. D. Giovanni Sastre e Puig ed un altro del Sig. D. Martino Rodon e Bell tradotti dallo spagnuolo nell' idioma italiano dall'abate Pietro Montaner.* Ferrara: Eredi di Giuseppe Rinaldi; 1791. Págs. 247- 330.

Salazar, T., 1791. *Tratado del uso de la quina.* Imprenta de la Viuda de Ibarra. Madrid.

Sydenham, T. 1848: *The Works of Thomas Sydenham, M.D.* London: Sydenham Society, 1848. Epidemic Disease, 1 (1670).

Torti, F. (1712): *Therapeutice Specialis ad Febres Quasdam Perniciosas.* Typis Bartholomaeis Soliani Impres. Duc. Mutinae (Módena).

Townsend, J., (1792), *A journey through Spain in the years 1786 and 1787.* In three volumes. Vol. III. Second edition. Printed for C. Dilly, in The Poultry, London.

Villalba, J. (1802): *Epidemiología española ò Historia cronológica de las pestes, contagios, epidemias y epizootias que han acontecido en España desde la venida de los cartagineses hasta el año de 1801.* Dos volúmenes. Imprenta de Mateo Repullés. Madrid.

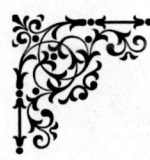 

Abreviaturas de las fuentes documentales

AC, Actas Capitulares
AMCAR, Archivo Municipal de Caravaca
AOC, Archivo del obispado de Cartagena-Murcia
AMM, Archivo Municipal de Murcia
AMC, Archivo Municipal de Cartagena
AHMY, Archivo Histórico Municipal de Yecla
AMV, Archivo Municipal de Villena
AMCI, Archivo Municipal de Cieza
AMA, Archivo Municipal de Almansa

La Fea Burguesía
—— EDICIONES ——

Este libro, *El siglo de las fiebres,*
se acabó de imprimir en marzo de 2024

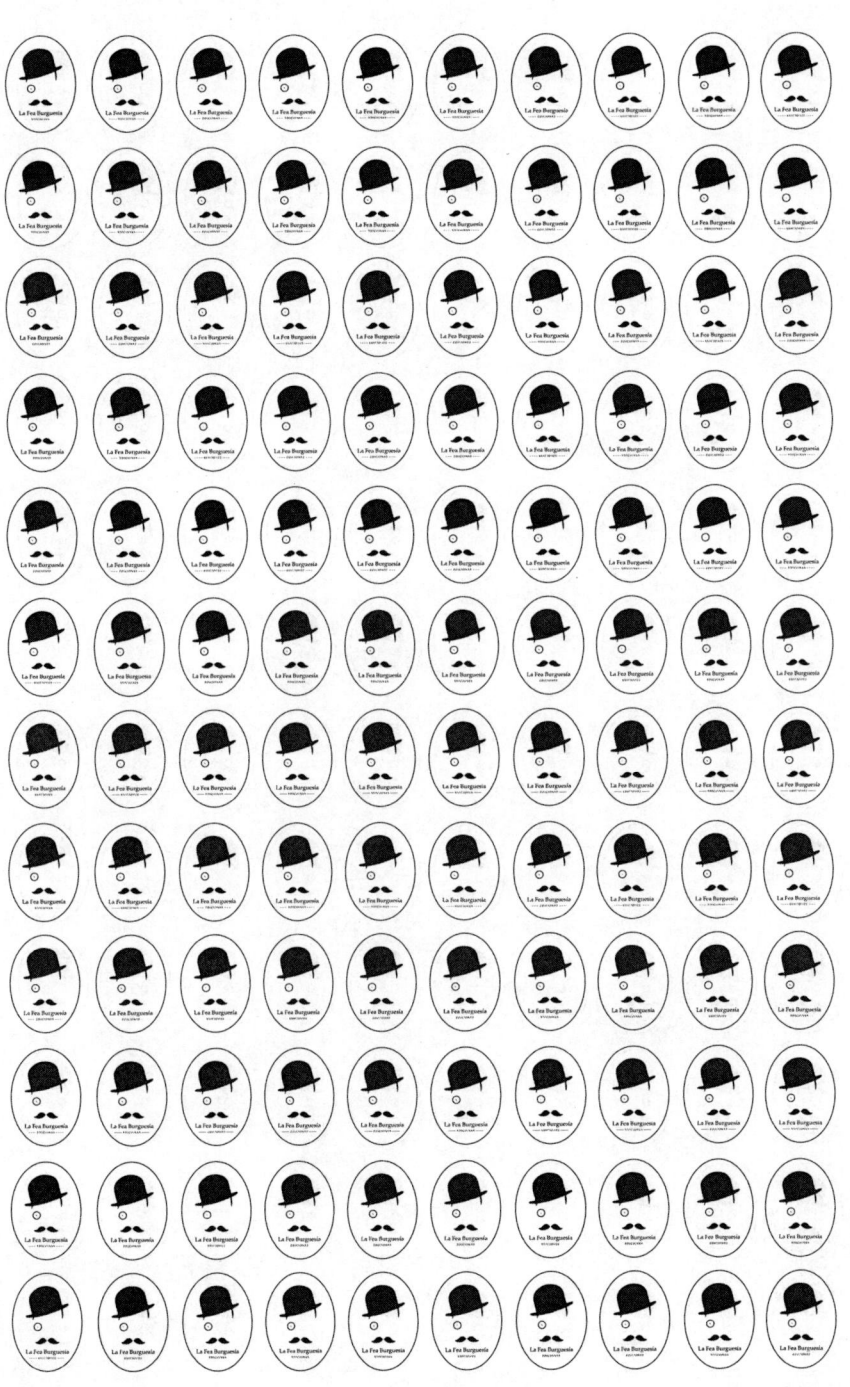

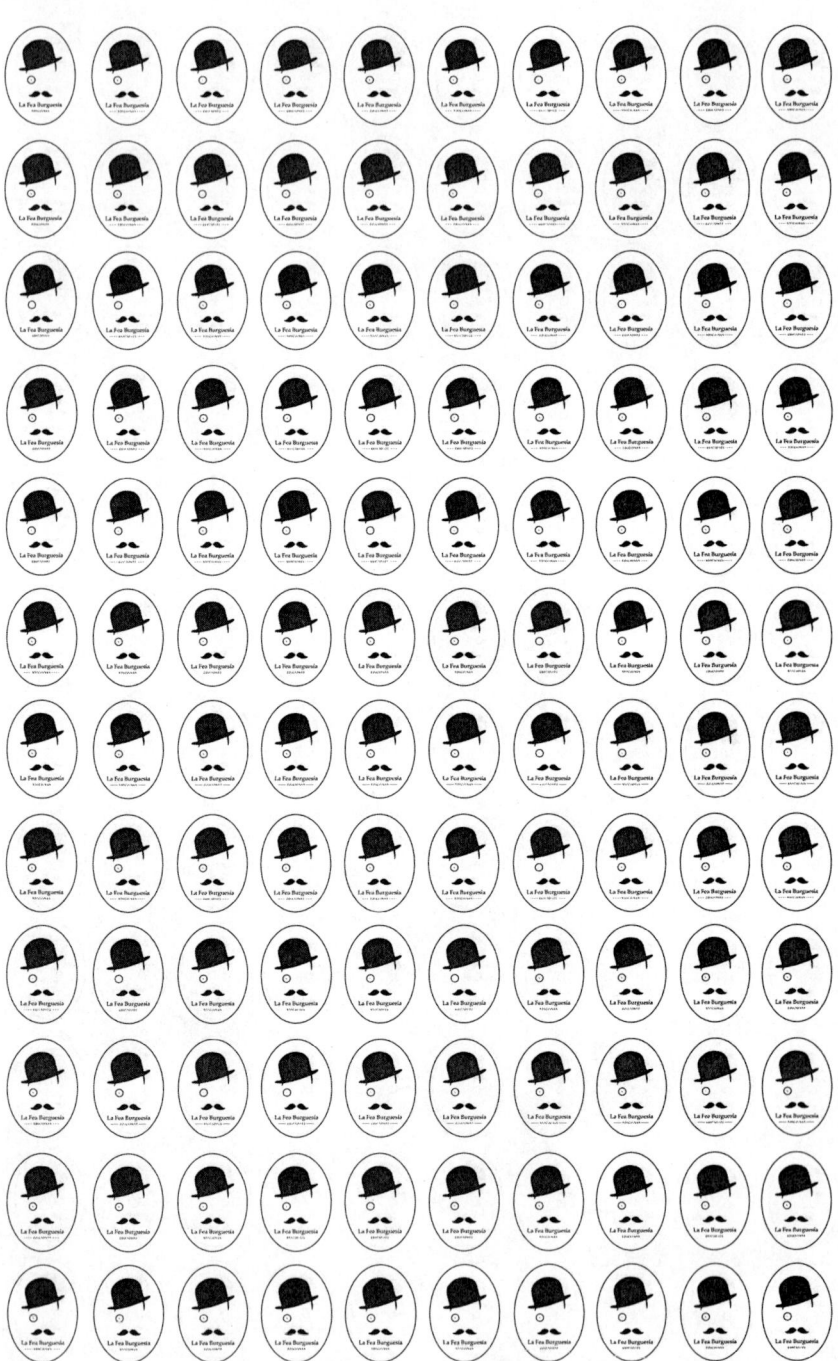